AF463924

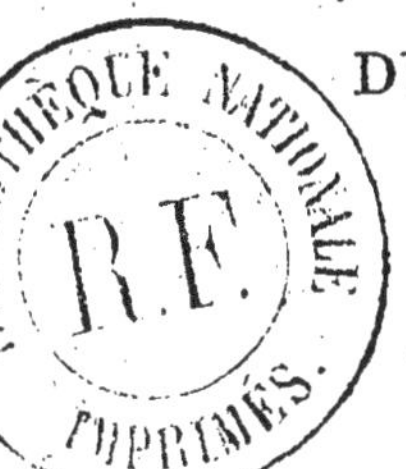

DU ROLE DE LA CONTAGION

DANS

L'ÉTIOLOGIE DE LA FIÈVRE PUERPÉRALE

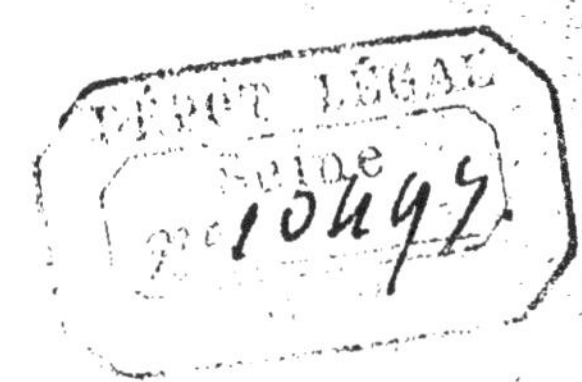

PAR

Maurice POLLOSSON,

Docteur en médecine de la Faculté de Paris.
Ancien interne des hôpitaux de Lyon.

PARIS
V. ADRIEN DELAHAYE ET Cᵉ, LIBRAIRES-EDITEURS
Place de l'Ecole-de-Médecine.

1878

197

DU ROLE DE LA CONTAGION

DANS

L'ÉTIOLOGIE DE LA FIÈVRE PUERPÉRALE

INTRODUCTION.

Admise et niée tour à tour par les médecins qui ont fait autorité en matière obstétricale dans la première moitié de ce siècle, la contagion de la fièvre puerpérale est acceptée aujourd'hui par la majorité des accoucheurs. Mais, si tout le monde est d'accord sur l'existence de ce mode de propagation, on est loin de s'entendre sur sa valeur étiologique.

Dans quelles limites s'exerce le rôle de la contagion? Quelles sont les sources, les moyens de transport de l'agent infectieux? Quelle est la nature du contage? Comment lutter contre sa diffusion? Grandes et difficiles questions qui, au point de vue théorique, recèlent bien des mystères, et, en pratique, intéressent au plus haut degré l'hygiène publique et privée.

M. le professeur Léon Le Fort les a abordées dans un sens pratique et humanitaire. Après avoir démontré que les épidémies de fièvre puerpérale doivent être attribuées à la contagion, il a dévoilé, en réussissant les matériaux d'une imposante statistique, l'étendue des dangers auxquels les maternités exposent les femmes en couches, en multipliant les chances d'infection dans des proportions vraiment effrayantes.

J'ai fait de fréquents emprunts à cet important ouvrage ainsi qu'aux revues périodiques anglaises et aux travaux publiés en Allemagne, pour la rédaction de cette thèse, qui encourra certainement le reproche de manquer d'originalité.

Loin de moi la prétention de traiter toutes les questions qui se rattachent au vaste problème de la contagiosité de la fièvre puerpérale. J'ai cherché à réaliser, dans les limites modestes de mes moyens et de mes ressources, le programme suivant :

Réunir un certain nombre d'observations relatives à la contagion ; les grouper d'après les sources possibles de l'infection ; de l'analyse de ces diverses sources tirer quelque induction sur la nature probable de l'agent infectieux et arriver ainsi à une conception théorique de la maladie ; en déduire les principes qui doivent servir de base à la prophylaxie. En un mot, demander à l'étiologie une solution qui a été cherchée d'autre part dans l'étude des symptômes et des lésions cadavériques.

C'est à M. le docteur Fochier, chirurgien en chef de la Charité de Lyon, que je dois l'idée de ce travail. Il m'a aidé de ses conseils et de ses lumières : une année d'internat, passée dans son service, m'avait permis d'apprécier leur valeur.

De nombreux amis m'ont assisté de leurs recherches et de leur connaissance des langues étrangères ; je ne saurais trop les remercier de leur précieux et intelligent concours.

EXPOSITION ET PLAN.

Je me propose d'étudier le rôle de la contagion dans l'étiologie de la fièvre puerpérale et de tirer de l'étude des faits de contagion des règles relatives à la prophylaxie. Je crois devoir en premier lieu définir la fièvre puerpérale et la contagion, deux mots sur la valeur desquels il est difficile de s'entendre et utile de s'expliquer.

Je me demanderai alors : la fièvre puerpérale est-elle contagieuse? Après avoir cité les opinions des divers auteurs à cet égard, je donnerai les preuves de la contagiosité et répondrai aux objections qui lui ont été faites.

La contagiosité admise, j'étudierai le contage au point de vue de son origine et de sa nature, de ses moyens de transport, de ses portes d'entrée dans l'économie, des causes diverses qui favorisent son introduction. Je ne le suivrai pas plus loin, son rôle ultérieur étant en rapport avec la pathogénie des accidents dont je n'ai pas l'intention de m'occuper ici.

Mes conclusions étant que la fièvre puerpérale est une septicémie, je donnerai quelques indications, concernant l'application de la méthode antiseptique à la prophylaxie.

DÉFINITION DE LA FIÈVRE PUERPÉRALE.

Que devons-nous entendre sous le nom de fièvre puerpérale?

Mercier, au commencement de ce siècle, la définissait ainsi : « La fièvre puerpérale n'est autre chose que les maladies fébriles sans nombre qui surviennent aux nouvelles accouchées et que modifie à l'infini l'état actuel de la femme. » C'est accorder à cette expression un sens trop vague et trop étendu. Il peut survenir chez la femme en état de parturition des accidents fébriles, se rattachant soit aux fièvres dites essentielles, soit à des phlegmasies locales, qui doivent être distraits du cadre de la fièvre puerpérale. Que le diagnostic différentiel soit dans certains cas difficile à établir, on ne peut le nier; il n'est pas permis pour cela de réunir sous un même nom des affections qui sont de nature essentiellement différente. Quel ordre de faits faut-il donc comprendre sous le nom de fièvre puerpérale? Quelle en est la nature?

Les auteurs ont émis sur cette question des opinions diverses qui ont eu chacune leurs défenseurs dans la mémorable discussion de l'Académie de médecine de 1858.

Les uns, parmi lesquels on compte Beau, Bouillaud, Piorry, Cazeaux, regardent la fièvre puerpérale comme symptomatique d'une phlegmasie pouvant siéger dans l'utérus ou ses annexes, dans les veines, les lymphatiques, le péritoine; ils sont dits localisateurs.

D'autres. Guérard, Depaul, Danyau, Dubois, admettent l'essentialité et l'unicité de la fièvre puerpérale ; pour eux c'est une maladie analogue au typhus, se développant sous l'influence d'un virus hypothétique propre à la femme en état puerpéral et amenant une altération primitive du sang ; ce sont les essentialistes.

Enfin, dans la même discussion, Trousseau « mettant les pieds dans le plat » déclare au grand scandale de ses collègues qu'il n'y a pas de fièvre puerpérale. Il ne tarde pas à se reprendre, ou plutôt à s'expliquer. Certes, il a observé, comme les autres, des accidents graves compliquant les suites de couches ; mais pour lui ces accidents n'ont rien de spécial à la femme enceinte ; ils sont tout à fait analogues à ceux qu'on observe dans les salles de chirurgie à la suite des traumatismes. Au titre de sa thèse « De la fièvre puerpérale chez la femme, chez le fœtus et chez l'enfant nouveau-né », son élève Lorain aurait dû ajouter « et chez les blessés des deux sexes résidant à proximité des salles d'accouchement. »

Dès lors la fièvre puerpérale était placée sur le terrain de la septicémie chirurgicale ; elle y est restée et s'est trouvée soumise à toutes les oscillations théoriques qui ont régné dans ces dernières années sur la pathogénie des complications des plaies. Cette manière de voir, à laquelle les auteurs français sont arrivés, conduits surtout par l'étude comparée des symptômes et des lésions dans l'une et l'autre classe de maladie, les auteurs anglais, ainsi que nous le verrons dans notre historique, l'avaient adoptée en se basant sur l'étude des faits de contagion. C'est cette opinion que nous nous proposons de soutenir ici ; pour nous, la fièvre puerpérale n'est autre chose que la septicémie des femmes en couches, et si l'on ne peut dire, comme Trousseau et Lorain, que les fièvres chirurgicales sont la fièvre puerpérale de l'homme, ou de la femme hors de l'état de parturition, il faut reconnaître que la fièvre puerpérale n'est autre chose que la septicémie des femmes en couches. Dans l'une et l'autre série de cas, la cause de la maladie est la même; mais la septicémie puerpérale mérite d'être décrite sous un nom à part, car elle emprunte un cachet clinique aux modifications anatomiques et physiologiques que subissent les organes du fait de l'état puerpéral, et, si je puis m'exprimer ainsi, un cachet étiologique aux conditions particulières de réceptivité et de transmission du poison septique, qui résultent pour la parturiente du milieu qui lui est imposé, des soins que réclame son état, et aussi des lésions tenant au mécanisme de l'accouchement.

DÉFINITION DE LA CONTAGION.

Que devons-nous entendre sous le nom de contagion ?

Nous avons considéré la fièvre puerpérale comme le résultat de l'introduction dans l'économie d'un poison septique. Cette infection est susceptible de se produire de deux manières : ou bien le poison septique se développe sur la femme qui va être atteinte, ou bien il lui est apporté par un médium infectieux ; il y a transmission. Le poison septique, développé ailleurs, arrive à la femme de seconde main. Dans le premier cas, il y a auto-infection ; dans le second, hétéro-infection.

Ce sont tous les faits d'hétéro-infection que j'ai réunis sous le nom de faits de contagion. En agissant ainsi je m'éloigne, il est vrai, du sens attribué à ce mot par beaucoup d'auteurs. M. Gallard, dans son article du nouveau Dictionnaire de médecine et de chirurgie pratiques, définit la contagion : « l'acte par lequel une maladie déterminée se communique d'un individu, qui en est affecté, à un individu sain, au moyen d'un contact soit immédiat, soit médiat. » « L'infection, au contraire, est l'acte par lequel une maladie déterminée se produit sous l'influence d'émanations provenant de sources diverses. Elle ne peut être confondue avec la contagion que si les émanations proviennent d'individus malades. A l'empoisonnement (un des modes de l'infection) se rapportent les faits d'inoculation de matière septique provenant d'un individu malade ou de son cadavre, quand cette inoculation détermine une maladie différente de celle dont était atteint le sujet qui a fourni la matière septique (1). »

A nous en tenir aux définitions classiques, nous ne pourrions donner, comme faits de contagion, ceux dans lesquels la fièvre puerpérale a été le résultat d'un principe toxique, pris à une autre source qu'une femme atteinte de fièvre puerpérale. Mais, dans le langage ordinaire, on donne sous le nom de cas de contagion tous les cas d'hétéro-infection.

Prouverai-je qu'il en est réellement ainsi ? Les faits si connus de Semmeliveis, où le poison septique ne serait autre chose que le virus cadavérique, sont discutés

(1) Gallard. Article Contagion. Nouveau D. de méd. et de ch. prat.

et commentés comme faits de contagion par les membres de l'Académie de médecine, qui ont pris part à la discussion de 1858; ils sont présentés comme tels par nombre d'auteurs dans les recueils périodiques et lés ouvrages d'obstétrique. Les accoucheurs anglais veulent-ils nous donner des exemples de l'extrême contagiosité de la fièvre puerpérale ? Ils nous citent les faits dans lesquels le poison septique a été emprunté à un érysipèle, à un phlegmon, à une diphthérie. Ayant à envisager pour le moment la question à un point de vue pratique, entre le sens usuel et la définition scientifique, j'ai choisi le sens usuel. J'ai pris le fait de la transmission pour caractéristique de la contagion et j'ai présenté, comme faits de contagion, tous ceux dans lesquels le poison septique a été apporté à la parturiente, tous ceux dans lesquels la femme infectée pouvait dire : « Ma maladie, je ne l'ai pas prise ; elle m'a été donnée. »

Dans quel sens et dans quelles limites les idées théoriques, que l'on peut adopter sur la nature du contage, doivent modifier cet énoncé, c'est ce que nous exposerons plus loin.

HISTORIQUE DE LA CONTAGION

L'an 1664, éclatait à l'Hôtel-Dieu de Paris la première épidémie de fièvre puerpérale dont on ait fait mention. Peu, chirurgien de cet hôpital, rapporte qu'en 1666, mandé par le président de Lamoignon pour exposer les causes de la mortalité des accouchées, le docteur Vesou déclara qu'elle remontait au temps où la Maternité avait été installée au-dessus des salles de blessés.

Cullen (1) assimilait la fièvre des femmes en couches aux fièvres qui se montrent partout où il y a réunion d'un grand nombre de malades. Ces fièvres, dit-il, reconnaissent pour causes des effluves émanées des produits de décomposition et sont hautement contagieuses.

De 1789 à 1792, le docteur Alexandre Gordon observait à Aberdeen une épidémie de fièvre puerpérale, dont il a transmis la relation dans un ouvrage publié en 1795 et dédié à son intime ami Denman. Il affirme la contagion de la façon la plus nette et la plus précise, déclare à regret qu'il a porté lui-même l'agent infectieux à bon nombre d'accouchées et trace les précautions à prendre, les règles hygiéniques à observer. « Nous pouvons apprécier après trois quarts de siècle, dit Robert Lee, à qui nous empruntons ces détails, la valeur de l'ouvrage de Gordon (2). »

Denman fit paraître, en 1795, la seconde édition de son livre où il expose les idées de Gordon sur la contagion : de là probablement l'erreur, propagée par Schrœder, qui consiste à attribuer à Denman une découverte qui revient tout entière à son compatriote.

Depuis cette époque, la doctrine de la contagiosité a été classique en Angleterre, et l'on trouve dans les publications périodiques de nombreuses observations présentées aux sociétés savantes par des médecins, qui s'accusent d'avoir été les porteurs de l'infection, ou

(1) Practice, vol. I, p. 80.

(2) British médical journal, 6 mars 1875. On puerperal fever, par Robert Lee.

donnent le rapport d'épidémies qui se sont limitées à la clientèle d'une même sage-femme ou d'un même accoucheur.

Et l'infection n'a pas toujours pour point de départ une fièvre puerpérale, mais elle provient d'autres sources telles que le virus cadavérique, l'érysipèle, les phlegmons, les suppurations, les sécrétions morbides et peut-être même normales.

Simpson (1) a réuni et classé un grand nombre de faits de ce genre dans un chapitre intitulé « Contagion de la fièvre puerpérale. »

Quant au mode de propagation, sans nier précisément qu'elle puisse s'exécuter par l'intermédiaire de l'atmosphère, il croit que dans la majorité des cas elle se fait par la main du médecin ou de la sage-femme. L'agent infectieux serait une sécrétion inflammatoire, inoculable comme le virus du cow-pox ou de la syphilis.

Telle est la croyance à la contagiosité, en Angleterre, qu'un médecin, qui a dans sa clientèle des cas de fièvre puerpérale, abandonne pour un temps plus ou moins long la pratique de son art.

Le British medical journal du 15 janvier 1875 rapporte qu'une sage-femme, convaincue d'avoir porté la maladie à une série de femmes en couches, a été citée en justice comme coupable d'homicide par imprudence.

Quelques auteurs sont même allés plus loin. Considérant, il est vrai, la fièvre puerpérale non pas comme une simple septicémie, mais comme la série des fièvres

(1) James Simpson. Clinique obstétricale et gynécologique.

qui peuvent survenir chez la nouvelle accouchée, ils ontprétendu que le contage pouvait naître d'une fièvre typhoïde, d'une scarlatine, d'une variole, ou plutôt que ces diverses affections pouvaient revêtir chez la parturiente la forme clinique de la fièvre puerpérale.

En Allemagne, c'est Semmeliveis (1) qui le premier signala la possibilité de l'infection des femmes en couches par l'intermédiaire du personnel médical. La matière septique inoculée n'était autre, d'après lui, que le virus cadavérique : il ne tarda pas à reconnaître que pareille opinion était trop exclusive.

Plus tard, Veit et Hirsch démontrèrent, par des exemples nombreux, que la fièvre puerpérale pouvait être produite par la résorption de matières organiques putréfiées. Depuis, la doctrine de la contagiosité a été généralement admise chez nos voisins. On a seulement différé sur le mode et la fréquence de la contagion.

En 1864, les plus grands médecins de l'Allemagne (2), appelés à donner leur avis sur l'origine et l'extension des épidémies, reconnurent tous la contagiosité : seul, Loeschner n'osa pas se prononcer. D'après Virchow, la contagion ne se manifeste que lorsqu'il y a une certaine intensité dans l'épidémie. Lange, au contraire, admit que le plus souvent l'infection vient du dehors et n'est nullement due à une inoculation de produits spécifiques.

En 1872, le professeur E. Martin (3) considérait la fièvre puerpérale comme se propageant surtout par la

(1) Schœder. Manuel d'accouchements.

(2) Léon Le Fort. Des maternités.

(3) Communication à la Société de méd. de Berlin. Analyse dans Lyon médical, 3 mars 1872.

contagion, le contage n'étant autre chose que le poison diphthéritique.

En 1875, Léopold Landau (1), dans une leçon d'ouverture à la clinique obstétricale de Breslau, professait que la fièvre puerpérale est contagieuse, non pas comme les fièvres éruptives, mais à la façon de la syphilis. Elle se propage par le transport direct et l'inoculation d'un poison spécifique au sein de la plaie formée par les voies génitales de l'accouchée.

Le 4 décembre 1877, (2) était présenté aux autorités berlinoises le rapport d'une commission chargée d'étudier la fièvre puerpérale, rapport signé par Schröder, Max Boehr, Fasbender, Martin, Löhlein. Ces médecins expliquent l'origine et l'extension de la maladie par l'incurie des sages-femmes, qui portent aux femmes en couches un poison septique pouvant provenir des divers produits de décomposition. Pour eux, c'est la contagion qui joue un rôle presque exclusif dans la dissémination de la maladie ; l'auto-infection est des plus rares. Toutes les fois, est-il dit dans ce mémoire, qu'il survient quarante huit heures environ après un accouchement normal, chez une femme jusqu'alors en bonne santé, des frissons et de la fièvre, la personne, qui a fait l'accouchement, doit être déclarée responsable ; car les plus grands traumatismes peuvent se produire sans accidents péritonéaux, tandis qu'un simple toucher avec un doigt

(1) La fièvre puerpérale et les maisons d'accouchements, par L. Landau, 1875. Analyse dans Hayem, t. VI.

(2) Die Arbeiten der Puerperalfieber Commission der Gesellschaft, für Geburtshülfe und Gynœkologie in Berlin (Stuttgart, 1878).

porteur d'un atome septique donne la mort avec le complexus symptomatique de la fièvre puerpérale.

En France, la croyance au génie épidémique fit longtemps méconnaître ou négliger la contagion.

On raconte cependant que Moreau n'eut plus de fièvre puerpérale dans sa pratique privée, du jour où il quitta son service d'accouchements, et que Deneux abandonna son service hospitalier pour se livrer sans danger à la clientèle.

Dubois, au commencement de sa carrière, penchait vers la contagion. « Deux fois, dit-il, j'ai vu une accouchée, placée dans un lit que venait de quitter une femme malade, succomber, tandis que les femmes à côté n'éprouvaient aucun accident. »

M. Depaul est, je crois, le premier accoucheur français qui ait publié des cas de contagion survenus dans sa pratique privée; exemple qui n'a malheureusement pas été suivi.

Dans la discussion académique de 1858, tous les orateurs reconnurent la contagiosité. Seul, Paul Dubois, revenant sur son ancienne opinion, sans nier la possibilité de la contagion, apporta des arguments contre elle.

Mais si la majorité se rallia à la doctrine de la contagion, on fut loin de lui attribuer le rôle qu'elle joue dans l'étiologie de la maladie. L'influence nosocomiale et l'état de l'atmosphère furent principalement incriminés. M. Danyau éleva cependant la voix en faveur de la contagion; il en cita de nombreux exemples empruntés à la littérature étrangère, traça des règles de prophylaxie et accorda à la transmission de la maladie par un médium infectieux une influence telle que, d'après

BIBLIOTHÈQUE NATIONALE R.F. IMPRIMÉS

lui, après la suppression des grands hôpitaux, la fièvre puerpérale saurait trouver les malades ailleurs.

En 1866, parut l'important ouvrage de M. Léon Le Fort (1). Dans ce travail, qui fit époque dans la science et autorité en hygiène, l'auteur établit sur des faits nombreux la doctrine de la contagion et son rôle immense dans le développement de la maladie. Après avoir démontré les conséquences funestes de la doctrine hippocratique des épidémies, il posa cette loi : « Toute maladie, susceptible de se transporter d'un lieu à un autre sous forme épidémique, est contagieuse. » Dans les maternités sont réunies le plus grand nombre de chances de contagion; aussi la statistique indique une différence immense entre la mortalité des femmes en couches en ville et dans les établissements hospitaliers (2). De là la nécessité d'isoler les femmes, de restreindre et, si l'on peut, supprimer les maternités pour les remplacer par l'assistance au domicile des sages-femmes.

M. Delore (3), au moment où il allait prendre le service de la Maternité de Lyon, affirma dans son discours d'inauguration sa croyance en la contagion et développa les règles hygiéniques qu'il jugeait nécessaires pour restreindre autant que possible la propagation de la maladie dans les établissements hospitaliers.

M. Hervieux (4) considère également la fièvre puerpérale comme éminemment contagieuse. Le poison puerpéral, né dans l'air vicié des maternités, vient, porté

(1) Des maternités, par Léon Le Fort. Paris, 1866.

(2) En ville, 1 mort sur 212. Dans les hôpitaux, 1 mort sur 29.

(3) Delore. Hygiène des maternités.

(4) Hervieux. Traité des maladies puerpérales, 1870.

par divers agents de transmission, se mettre en rapport avec la femme enceinte ou la nouvelle accouchée. Cet auteur ne trouve pas de différence essentielle entre l'infection et la contagion.

PREUVES DE LA CONTAGIOSITÉ.

Elles sont de deux ordres : 1° la doctrine de la contagion est établie sur des faits nombreux, rapportés pour la plupart par des médecins compétents; 2° envisagée comme simple hypothèse, elle explique très-bien la marche des épidémies et la production des cas sporadiques.

On lui a fait de nombreuses objections que nous aurons à examiner.

FAITS DE CONTAGION.

Si on admet l'existence du génie épidémique, il est difficile, en présence d'une fièvre puerpérale survenant dans une maternité, de dire si l'on doit incriminer la contagion.

Aussi est-ce surtout par les exemples tirés de la clientèle privée qu'on a cherché à démontrer que la maladie est transmissible. Ils sont très-nombreux et nous viennent pour la plupart de l'Angleterre. Ils ont été réunis par les soins de divers auteurs ; à cette liste j'ajouterai quelques faits qui étaient restés isoles.

J'adopterai la classification adoptée par Simpson ;

elle consiste à les grouper d'après l'origine du poison septique. M. Le Fort a pris pour base de sa classification l'agent de transport du contage. L'importance que j'attribue à la source du poison septique m'a engagé à suivre la voie tracée par Simpson.

1° La contagion a sa source chez une malade atteinte de fièvre puerpérale.

C'est le mode le plus fréquent ; il explique les épidémies meurtrières des maternités, épidémies qui ne sont qu'une série de faits de contagion, ainsi que l'a établi M. Lefort par des arguments que nous exposerons plus loin.

On a cité de nombreux exemples de malades qui, transportées d'une maternité dans un autre hôpital, ont été le point de départ d'une épidémie dans des salles jusqu'alors indemnes (1).

Mais la transmission ne s'opère pas seulement dans le milieu favorable des hôpitaux, ainsi que le prouvent les faits suivants qui relèvent de la clientèle privée.

Gordon, dans son travail sur l'épidémie d'Aberdeen, nous soumet le tableau de 70 cas de fièvre puerpérale, avec le nom, l'âge, la résidence de chaque malade et le nom de l'accoucheur. Il y a là des séries appartenant à la clientèle du même médecin et de la même accoucheuse. Il est curieux, dit-il, que la nouvelle ville d'Aberdeen ait été seule ravagée, tandis que l'ancienne cité était épargnée. Mais on aura l'explication de ce fait quand on saura que madame Jeffries, accoucheuse, avait

(1) Robert Lee. On puerperal fever.

toute la clientèle de la vieille ville et pas une cliente dans la nouvelle.

Le docteur Armstrong (1) rapporte que, sur 43 cas de fièvre puerpérale qui furent observés dans le Sunderland en 1813, 40 parurent dans la clientèle du même médecin et de son aide.

Robertson (2) raconte que, du 3 décembre 1830 au 4 janvier 1831, il se fit 410 accouchements à Manchester, avec les soins de douze sagesfemmes faisant partie d'un service d'accouchements à domicile. Dans ce laps de temps, il y eut, disséminées dans la ville, 16 morts par la fièvre puerpérale; les 16 victimes avaient été accouchées par la même sage-femme.

M. Stwart (3) dit que Wolverhampton, ayant été appelé pour sept cas de fièvre puerpérale, en vit six se terminer par la mort. Ces sept femmes avaient été soignées par la même personne, madame Woodhead.

M. le docteur Grisar (4) a publié les faits suivants qui appartiennent à sa pratique :

Le 2 décembre 1843, M. Grisar est appelé auprès d'une femme en travail. Il applique le forceps et amène un enfant mort.

Le lendemain, éclatent les symptômes de la fièvre puerpérale et la malade succombe le deuxième jour. Du 2 décembre 1842 au 19 mars suivant, sur 64 accouchées de M. Grisar, 16 furent atteintes de fièvre puerpérale. La maladie se déclarait régulièrement le deuxième ou le

(1) Extrait de The Lancet, 23 janvier 1875.

(2) Extrait de The Lancet, 23 janvier 1875.

(3) Extrait de The Lancet, 24 octobre 1874.

(4) Bulletin de thérapeutique, 15 février 1865.

troisième jour. M. Grisar pensa qu'il était le véhicule contagieux et prit toutes les précautions possibles. Pendant plus de 20 ans, il ne rencontra plus un seul cas de fièvre puerpérale. Mais le 5 mars 1862, il eut à traiter, à la suite d'un accouchement laborieux, un nouveau cas de cette affection. En sept semaines, sur 9 femmes accouchées par lui, 8 furent atteintes de la maladie. Cette fois comme la première, la maladie s'est montrée exclusivement dans sa clientèle.

Le docteur Moir (1) signale un cas où la fièvre puerpérale éclata sur un navire, après qu'on eut employé des couvertures qui avaient servi à des malades atteintes de fièvres puerpérales.

Patterson raconte qu'un médecin, qui avait perdu plusieurs malades, se débarrassa de la maladie après avoir pris toutes sortes de précautions. Un jour il lui arriva de voir reparaître le fléau : il reconnut qu'il s'était servi d'une paire de gants qu'il portait pendant l'épidémie puerpérale.

Nous extrayons de la *Lancette* les faits rapportés par Samuel Beecroft (2) :

« Je présente les cas suivants afin de contribuer à élucider la nature de ces affections contagieuses. Il me semble que depuis longtemps il se manifeste une disposition générale à nier l'influence de la contagion. Cela vient de ce qu'on a réagi contre l'opinion des anciens qui lui attribuaient tout. Ce que je dis là s'applique peu à la fièvre puerpérale même, dont personne parmi nous

(1) Clinique gynéocologique et obstétricale, Simpson.

(2) The Lancet, 1848, p. 684. Illustrations of the contagions nature of puerperal fever, by Samuel Beecroft.

n'a franchement nié le caractère contagieux, sauf peut-être l'école française.

Je ne vois pas pourquoi le corps humain ne fonctionnerait pas comme médium infectieux. Aussi je n'accepte pas la différence que certains médecins de notre pays ont voulu établir entre contagion et infection.

J'apporte les cas suivants :

Observation I. — Mistress H... fut délivrée après un travail facile de son cinquième enfant, le samedi 28 novembre 1846. La nuit avait été froide et neigeuse. Elle fut saisie de vomissements et de diarrhée et mourut huit jours après l'accouchement. A l'autopsie, rien aux poumons, au cœur. Sang noir, fluide. Muqueuse stomacale très-rouge. Foie noir, ramolli. Péritoine sain. Pas de pus dans l'utérus.

Obs. II. — Mistress G... accoucha facilement de son troisième enfant le 6 décembre 1846. Le lendemain, céphalalgie, vomissements bilieux. J'allai voir la malade au moment où je venais de faire la précédente autopsie. Malgré un traitement actif, mort 22 heures après l'accouchement avec fièvre et vomissements.

Obs. III. — Mistress B..., bien portante, aecouche de son premier enfant, le 9 décembre 1846, à deux heures du matin. Le lendemain, frissons avec symptômes de fièvre puerpérale. Mort, le 15 décembre. Abcès de l'épaule et du coude le jour qui précéda la mort.

Obs. IV. — Mistress N... fut accouchée par moi, quelques heures après la précédente. Elle mourut le 11 décembre, c'est-à-dire deux jours après.

En présence de ces faits, je vis que j'étais un agent

de contagion et ne pratiquai pas d'autre accouchement jusqu'au 20 décembre. Alors, après avoir pris beaucoup de précautions, j'accouchai mistress E..., qui se rétablit très-bien, et mistress H..., dont je rapporte l'observation.

Obs. V. — Mist. H..., 30 ans, accouche facilement de son troisième enfant le 20 décembre. Le 24, fièvre ; le 27, mort.

Je ferai remarquer que l'enfant mourut quinze jours après sa mère d'une érysipèle de la face et de la tête.

Obs. VI. — Je fus appelé pour assister mistress M..., à son troisième accouchement. L'enfant était né et le cordon coupé quand j'arrivai : l'utérus était revenu et le placenta expulsé. La fièvre puerpérale survint le lendemain de l'accouchement et la malade mourut le 27 décembre, c'est-à-dire le même jour que la précédente.

Voyant tous ces malheurs, j'abandonnai l'obstétrique et quittai ma clientèle jusqu'au 16 janvier 1847. Entre le 16 et le 31 janvier, j'assistai six femmes qui toutes guérirent.

Le matin du 31 janvier, j'assistai :

Obs. VII. — Madame W... Frissons pendant le travail qui fut facile. Fièvre puerpérale adynamique. Mort le 5 février au matin, avec la face hideuse à voir à cause de l'aspect noir bronzé des parties érysipélateuses.

Obs. VIII. — Mistress F... Tout marcha bien pendant quinze jours. Forcée de se surmener dans son ménage, elle tomba malade et me fit appeler le 23 avril. Quand je la vis, elle avait de la phlébite et des phlegmons sur le cou et la hanche du côte droit. Elle mourut le 29 avril avec les symptômes de la fièvre puerpérale.

En étudiant les faits précédents, il me semble qu'on ne peut mettre en doute qu'un principe contagieux ne fût engendré par mistress M... (première observation), que ce principe ne fût transmis à mon deuxième cas et que de là provînt cette série de cas de fièvre puerpérale.

La coexistence de l'érysipèle et de la fièvre puerpérale prouvent que ce sont des maladies très-analogues, capables de se produire l'une l'autre. »

Beaucoup d'autres faits analogues ont été rapportés, que je passe sous silence.

Je crois, cependant, devoir appeler l'attention sur les faits suivants. Nous trouvons, dans le *British medical Journal* du 13 février 1875, le récit d'une récente épidémie de fièvre puerpérale à Coventry par M. A. Fenton.

« Une épidémie de fièvre puerpérale s'étant produite à Coventry, on s'est demandé si cette maladie était contagieuse. Un résumé rapide des faits montre que la contagiosité est extrême.

Novembre 1874. Une femme, dans la famille de laquelle il y avait des scarlatines, prit une fièvre puerpérale légère. Elle employa des linges qui furent prêtés par un comité de charité publique. Ces linges furent, après emploi, retournés au comité et servirent à deux femmes qui eurent la fièvre puerpérale, l'une grave, l'autre bénigne. Toutes deux furent soignées par madame Ingram, accoucheuse. Les trois cas suivants de la clientèle de madame Ingram (décembre 1874) contractèrent la maladie. Deux moururent le cinquième jour, la troisième survécut. Mais le médecin, qui soigna celle-ci, perdit quelques jours après de fièvre puerpérale une femme qu'il accoucha.

Quelques jours après, madame Ingram eut un nouveau cas de fièvre puerpérale. Voyant ces faits, le coroner invita madame Ingram à cesser la pratique des accouchements. Cette accoucheuse s'entendit avec un médecin qui accoucherait ses malades : elle-même se bornerait aux soins qui n'exigent pas l'examen des organes génitaux. Le pacte fut tenu dans un cas ; la malade guérit.

Trois ou quatre jours après, le médecin étant en retard, madame Ingram pratiqua la délivrance : la femme mourut de fièvre puerpérale. C'est alors que madame Ingram fut traduite en justice pour homicide.

Trois cas de fièvre puerpérale se présentèrent dans le ressort d'une autre lying-in-charity. Dans le premier, on ne découvrit aucune source d'infection. Le linge, appartenant à l'établissement, fut prêté six semaines après la mort de la malade précédente à une autre femme qui fut infectée et mourut. La sage-femme qui la soigna infecta une accouchée de sa clientèle, qui guérit. Cette sage-femme fut invitée par le coroner à ne plus faire d'accouchements. Le coroner fit-il bien? Je le crois... »

2° La contagion a sa source dans le cadavre d'une femme morte de fièvre puerpérale.

Storer ayant autopsié une fièvre puerpérale, le 9 mars 1830, accoucha dans la nuit une femme qui mourut le 16. Jusqu'au 20, il porta les mêmes vêtements. 4 malades, qu'il accoucha pendant cette période, contractèrent la maladie. Ayant renouvelé ses habits, il n'eut plus de fièvre puerpérale.

Merriman raconte qu'ayant assisté à l'autopsie d'une femme morte en couches, sans toucher à rien, il accoucha le soir une femme qui fut atteinte de la maladie.

« En 1836 ou 1837, M. Sidey, raconte Simpson, eu une succession rapide de 5 ou 6 cas de fièvre puerpérale. J'assistai et pris part à l'autopsie de deux de ses malades. Les 4 accouchées, que je soignai consécutivement, eurent la fièvre puerpérale.

« Le docteur Paterson, de Leith, examina les ovaires, etc., de ces femmes ; les 3 premières femmes qu'il accoucha furent atteintes de fièvre puerpérale. »

Le docteur Renton (1) a observé, en 1838, dans un district d'Ecosse, une épidémie violente de fièvre puerpérale. Quoique renfermée dans des limites restreintes, l'épidémie frappait certaines femmes et en épargnait d'autres dans des maisons voisines. Or tous les cas funestes se rencontrèrent dans la clientèle d'un même médecin, tandis que les accouchées du docteur Renton étaient toutes épargnées. L'épidémie cessa quand le médecin malheureux suspendit l'exercice de sa profession. La seule cause apparente consistait en ce fait que ce médecin se chargeait de l'examen des femmes qui avaient succombé.

Je résumerai en quelques mots les faits si connus de M. Depaul. En 1839, M. Depaul, interne à la Maternité, est appelé à assister une femme en travail, alors qu'il venait de pratiquer plusieurs autopsies de fièvre puer-

(1) Communication de Paul Dubois à l'Académie de médecine, 1858.

pérale. Il changea d'habit, se lava les mains, qui conservèrent cependant l'odeur caractéristique. Six heures après un accouchement facile, la femme est prise de frissons et meurt au bout de trois jours.

En 1849, M. Depaul, appelé auprès d'une femme en travail pendant qu'il pratiquait une autopsie, prit les mêmes précautions. L'accouchée eut le soir des frissons et succomba aussi rapidement que la première. Cette fois encore, les mains avaient gardé l'odeur si tenace du cadavre de la femme morte de fièvre puerpérale (1).

M. Bouchacourt (2) raconte qu'à Berlin, en octobre 1840, plusieurs femmes furent affectées : les deux premières femmes atteintes avaient été accouchées par deux élèves qui, le jour même, avaient pris une part active à l'autopsie d'une femme morte de péritonite.

Le docteur Rigby (1842) rapporte qu'un jeune médecin, après une autopsie de fièvre puerpérale, infecta 4 malades qu'il accoucha.

Le docteur Marshall (3) croit qu'il ne suffit pas de se laver les mains avec du chlorure de chaux et de changer d'habit. Un jour, ayant pris ces précautions après une autopsie, il communiqua la fièvre puerpérale à 4 femmes qu'il accoucha le même jour.

En 1857, il se développa à Munich (4) une épidémie de fièvre puerpérale dans une maison nouvellement bâtie, garnie d'ustensiles neufs, à salles spacieuses cha-

(1) Discussion à l'Acacadémie de médecine, 1858.

(2) Delore. Hygiène des maternités.

(3) Royal medical and chirurgical Society, in The Lancet, 1848.

(4) Recherches des causes de la fièvre puerpérale, par Anselme Martin, directeur de la maison d'accouchements de Munich.

cune de six lits. Au mois de février 1857, 2 femmes, accouchées le même jour, furent prises de fièvre puerpérale. Elles avaient été explorées par un médecin qui venait de faire une autopsie et s'était lavé soigneusement avec l'eau chlorurée. Il avoue que pareille chose lui était arrivée au mois de décembre 1856, le jour de la première apparition de la fièvre puerpérale dans l'établissement. Alors, comme cette fois, les femmes explorées par lui furent les premières malades. (Le genre de mort des cadavres autopsiés n'est pas indiqué.).

3° La contagion a sa source dans le cadavre de sujets morts d'une maladie autre que la fièvre puerpérale.

A cet ordre de faits se rapportent les observations de Semmelweis (1), que nous allons résumer brièvement.

Il existait à Vienne deux cliniques fréquentées par les étudiants : la mortalité y était égale. En 1839, on en réserve une aux sages-femmes, l'autre aux étudiants. Dès lors la mortalité fut la suivante :

Années.	Dans la clinique des étudiants.	Dans la clinique des sages-femmes.
1839	5.4 p. 100	4.5 p. 100
1840	9.5	2.6
1841	7.7	3.5
1842	15.8	7.5
1843	8.9	5.9
1844	8.2	2.3
1845	6.8	2.03
1846	11.4	2.7

On fut frappé de cette différence dont on chercha vainement la cause dans la position défavorable des salles, dans le blanchissage, etc., etc.

(1) Extrait des Annales d'hygiène publique. 1re série, t. XLV, p. 281.

En 1847, Semmelweis fut nommé chef de la première clinique. Elle était suivie par des étudiants et des docteurs qui fréquentaient les amphithéâtres et le laboratoire de Rokitansky. Le chef de clinique faisait un cours d'opérations sur le cadavre. Semmelweis pensa que la fièvre puerpérale pouvait être le résultat d'une inoculation par le toucher, exercé avec des mains imprégnées du virus cadavérique.

Il trouva comme moyen de nettoyage parfait des mains la solution de chlorure de chaux, qu'il imposa à ses aides.

Le succès fut éclatant : dès le premier mois, la mortalité, qui en mai et avril avait été de 35 et 57 sur 300 accouchements, ne fut plus en juin que de 6 sur 300.

En 1848, il mourut 1/84 des femmes dans la clinique de Semmelweis, 1/78 dans la clinique des sages-femmes.

Un médecin, qui n'avait pas de fièvre puerpérale, nous dit Simpson (1), fit l'autopsie d'une femme morte à la suite d'un abcès pelvien. Cinquante heures après, il se trouva appelé successivement pour cinq accouchements. 4 femmes furent atteintes de fièvre puerpérale. La cinquième fut sauvée, l'enfant étant né avant l'arrivée de l'accoucheur.

M. X..., étudiant en médecine, chargé par un médecin de pratiquer un accouchement dans la clientèle privée, quelques heures avant d'assister la femme, il fait l'autopsie d'un cadavre du sexe masculin. Pendant le travail, qui fut facile, il pratique plusieurs fois le toucher.

Le lendemain, frissons, douleurs abdominales. Mort,

(1) Clinique obstétricale et gynécologique.

quelques jours après, avec les symptômes de la fièvre puerpérale (communication orale).

Au mois de février 1858, à une époque où, préparant des pièces sèches pour un concours de prosectorat, je passais plusieurs heures par jour à l'amphithéâtre et avais les mains profondément crevassées, j'assistai mon père, à la campagne, dans une application de forceps au détroit inférieur. Je pratiquai le toucher et graissai les cuillers du forceps. Quelques jours après, j'apprenais que la malade avait eu des frissons le lendemain de l'accouchement, et pendant plusieurs jours des accidents fébriles qui inspirèrent de sérieuses inquiétudes. Mon intention n'est pas de me charger dans l'intérêt de la thèse que je soutiens, et je livre ce fait sans commentaires,

4° La contagion a sa source chez des malades atteints d'érysipèles, de phlegmons, d'érysipèles phlegmoneux.

Un grand nombre des auteurs, qui ont fait la relation d'épidémies de fièvre puerpérale, ont noté la coïncidence de cette maladie et de l'érysipèle, MM. Masson et Pihan-Dufeillay ont spécialement étudié cette question dans leurs thèses inaugurales. Je ne parlerai que pour mémoire des 32 dartreux qui contractèrent des érysipèles à l'hôpital Saint-Louis, après avoir été placés dans une salle que venaient d'évacuer des femmes atteintes de fièvre puerpérale.

Tantôt on voit les deux affections régner en même temps dans une même salle ou dans un même hôpital ; tantôt l'une succède à l'autre. Parfois, tandis que la mère présente les symptômes de la fièvre puerpérale, le nouveau-né est atteint d'érysipèle.

Un de nos anciens collègues d'internat, M. Oltramare, nous a donné le récit d'une épidémie de fièvre puerpérale qui a régné cet été à l'hôpital de la Croix-Rousse, à Lyon. Au moment du début de l'épidémie, il y avait des érysipèles dans les salles de chirurgie, placées sous la direction du même chef de service et du même interne que la Maternité. 4 femmes furent atteintes et présentèrent les symptômes de la septicémie puerpérale. Sur les 4 enfants, l'un fut atteint d'érysipèle; trois y échappèrent, mais deux d'entre eux avaient été placés en nourrice immédiatement après leur naissance.

Faut-il admettre, comme l'ont fait quelques auteurs (Daudé, Raynaud, (1), l'existence d'une forme particulière de fièvre puerpérale en rapport avec le poison érysipélateux, d'un érysipèle puerpéral ? Nous ne le croyons pas. Les épidémies, dans lesquelles il y a eu coïncidence des deux affections, ne présentent pas de caractères cliniques spéciaux. Dans les deux épidémies décrites par M. Quinquaud, il y eut au début des érysipèles chez les femmes et chez les enfants; vers la fin, la maladie revêtit toutes les formes du puerpérisme infectieux. On observa des péritonites suraiguës, des infections purulentes chroniques.

Cette coïncidence remarquable peut-elle être attribuée à la contagion ? Rien n'empêche de le supposer, la nature contagieuse de l'érysipèle étant aujourd'hui admise par des chirurgiens éminents.

En dehors des épidémies, on a signalé de nombreux

(1) Article érysipèle. Dict. pr. de médecine et de chirurgie.

exemples de contagion s'étant exercée par l'intermédiaire de la sage-femme ou de l'accoucheur.

Simpson cite les deux cas suivants d'après Hutchinson et Hill : « Hutchinson rapporte que deux chirurgiens, vivant à dix milles de distance, se rencontrèrent pour voir un malade atteint d'érysipèle gangréneux. Dans les trente ou quarante heures qui suivirent, ils accouchèrent chacun une femme. Les deux femmes moururent de fièvre puerpérale.

Hill raconte qu'un menuisier eut la main blessée et fut inoculé par les liquides sortant d'un cadavre qu'il mettait dans la bière. Une grave attaque d'érysipèle suivit. Sa femme eut une attaque semblable. Leur fille, habitant avec eux, alors au septième mois de la grossesse, fut atteinte, avorta et mourut avec les symptômes de la fièvre puerpérale. »

Le docteur Green (3) cite le fait suivant : une sage-femme, dont le fils avait un érysipèle grave, communiqua la fièvre puerpérale à plusieurs clientes, dont quelques-unes moururent.

Spencer Wells (4) lit à la Société obstétricale de Londres la lettre suivante de M. Freer de Stourbridge : « Je quittai [ma clientèle, laissant deux femmes prêtes à accoucher. La veille de mon départ, mon père fit une chute de cheval ; le lendemain, son bras était rouge et enflé. Deux jours après il assista lui-même les deux ma-

(1) Masson. De la coïncidence des épidémies de fièvre puerpérale et d'érysipèle. Thèse de Paris, 1849.

(2) Pichon Dufeillay.

(3) The Lancet, 10 janvier 1875.

(4) The Lancet, 10 juillet 1875.

lades. Cinq jours plus tard, à mon retour, je trouvai les malades mourantes. Le bras de mon père était infecté d'un vaste phlegmon qui nécessita de profondes incisions.

Dix ans après je fus appelé à assister la femme d'un clergyman à son premier accouchement : c'était une belle et robuste femme de 26 ans. Je trouvai dans sa chambre une infirmière atteinte d'érysipèle de la face. L'accouchée fut prise, après trente heures de frissons et mourut le huitième jour de fièvre puerpérale. »

Squire (1) rapporte les faits suivants :

« Le 11 février, mon assistant fut appelé auprès d'un homme qui avait une plaie très-grave de la tête. Le 20, frissons, tuméfaction énorme de la tête : je fis moi-même le pansement. Le même soir j'assistai une femme à son quatrième accouchement, qui eut lieu sans accident.

Le lendemain l'homme présentait un érysipèle : il mourut le 1er mars. Le 22 février, la femme eut des frissons, les symptômes de la fièvre puerpérale et mourut le 24.

Je pris toutes mes précautions et n'eus dès lors aucun accident.

Le 3 mars, j'assistai une femme de 22 ans. Le deuxième jour, elle présenta les mêmes symptômes de la fièvre puerpérale et mourut le 10 mars. L'infirmière, qui la soignait, avait donné des soins au blessé de tête dont il est question plus haut.

L'enfant eut un érysipèle de l'ombilic, qui s'étendit à tout le corps et se termina par la mort le 18 mars.

(1) British medical journal, 22 mai 1875.

Une infirmière, qui soignait le blessé, contracta un érysipèle le 3 mars et mourut le 4.

Une jeune femme, qui allait de temps en temps visiter cet individu, se fit percer les oreilles et eut un érysipèle grave.

Ces faits me semblent démontrer la contagiosité de la fièvre puerpérale, d'autant plus que dans ma région j'ai fait, en 27 ans, 1130 accouchements sans avoir un cas de fièvre puerpérale. »

On a cité des exemples d'inoculation de produits septiques des femmes atteintes de fièvre puerpérale, ayant donné naissance à des phlegmons.

William Stuart (1) donne les deux observations suivantes :

1° Mist. G..., portant une écorchure au doigt, pratique des injections vaginales à une femme atteinte de péritonite puerpérale. 36 heures après, rougeur du doigt; puis lymphangite, gangrène du doigt et mort.

2° Mist. L. est atteinte de péritonite puerpérale. Sa mère en lui faisant des injections s'inocule au doigt un phlegmon qui nécessita des débridements.

5° La contagion de la fièvre puerpérale a sa source dans le pus cancéreux.

Nous pouvons citer le fait suivant rapporté par Semmeliveis. Un cas de cancer utérin avec grossesse se présenta dans ses salles. Le travail fut long et suivi par les élèves qui négligèrent les précautions en usage. Quatorze femmes, accouchées dans cet intervalle de temps

(1) British medical journal, 17 avril 1875.

et touchées par les élèves, furent atteintes de fièvre puerpérale et succombèrent.

6° La contagion de la fièvre puerpérale a sa source dans le poison diphthéritique.

Nous trouvons dans les auteurs des observations de fièvre puerpérale dont le point de départ était un malade atteint de diphthérie. On ne signale pas l'existence concomitante de lésions diphthéritiques chez la femme contaminée. Ce fait ne doit pas nous surprendre et ce mode de contagion est au moins possible. En effet, l'inoculation des produits d'exsudation de la diphthérie chez les animaux, provoque fréquemment les symptômes et les lésions de la septicémie ; au contraire, on a rarement réussi à reproduire la lésion diphthéritique ; le fait de l'inoculabilité est lui-même sérieusement contesté par quelques auteurs.

D'autre part on a donné la relation d'épidémies, dans lesquelles la vulve ou le vagin présentaient des exsudats pseudo-membraneux, faisant place à des ulcérations, ou bien des plaques gangréneuses s'accompagnant de pertes de substances. Avait-on affaire à des cas de diphthérie vraie ? On sait combien il est difficile de s'entendre sur la valeur de cette expression. Les organes génitaux de la nouvelle accouchée peuvent être sans doute et ont été dans certains cas le siége de plaques diphthéritiques ; mais doit-on rapporter à la diphthérie toutes les lésions qui lui ont été attribuées ?

Celles, qui ont été décrites par M. Chavanne (1)

(1) Chavanne. Thèse de Paris.

comme diphthériques, sont regardées par M. Sanné (1) comme des cas de gangrène limitée.

Dans une communication à la Société de médecine de Berlin (2), M. Martin considère la fièvre puerpérale comme le résultat d'un processus diphthéritique des organes génitaux, et rapporte les lésions observées dans une épidémie, lésions qu'il regarde comme diphthéritiques. Mais, en réalité, elles ne diffèrent pas de celles qui ont été données sous le nom de gangrène par Baudin, Vaillart et Humbert.

S'il nous était permis d'exprimer notre opinion à cet égard, nous dirions :

L'inoculation de produits émanés d'un processus diphthéritique peut provoquer la septicémie puerpérale, sans lésions diphthéritiques, au même titre que la septicémie expérimentale.

La plupart des cas décrits sous le nom de diphthérie puerpérale sont des cas de gangrène limitée ; ils caractérisent certaines épidémies de fièvre puerpérale.

On peut rencontrer chez la nouvelle accouchée des lésions diphthéritiques véritables, mais elles doivent être complètement séparées de la fièvre puerpérale.

7° La contagion a sa source chez les malades atteintes de scarlatine, de typhus, de variole, de rougeole.

Cette origine possible de l'infection a été signalée en Angleterre. Newman (de Stamford) et Braxton Hirks, dans une discussion qui eut lieu à la Société obstétricale de Londres en 1875, en donnent des exemples. Braxton Hicks accorde même une influence im-

(1) Sanné. De la diphthérie.

(2) Analyse dans Lyon médicale 3 mars, 1872.

mense à la scarlatine, qui aurait été la source de l'infection 37 fois sur 68 cas de fièvre puerpérale imputables à la contagion.

Dans la même discussion, Squirre, Huntley nient toute analogie entre la fièvre puerpérale et la scarlatine. Ils citent des cas, où la scarlatine s'est développée chez des nouvelles accouchées sans provoquer des symptômes spéciaux et sans présenter une marche clinique notablement différente de la forme habituelle. Il en serait de même pour le typhus, la variole : « Sur 1.000 cas de typhus admis à London Fever Hospital, rapporte le Dr Squirre, 16 étaient des cas de grossesse avancée; l'avortement eut lieu, mais la majorité des femmes guérirent. »

Nous ne nous croyons donc pas autorisés à dire que les fièvres éruptives peuvent développer les symptômes de la septicémie puerpérale et être une source de contagion. Elles peuvent se montrer chez une nouvelle accouchée avec les symptômes qui leur sont propres, sans que les malades présentent les signes de l'infection septique.

Raisons à alléguer en faveur de la contagion.

Les faits que nous venons d'exposer, relatifs pour la plupart à la fièvre puerpérale sporadique, démontrent que la maladie est transmissible par contagion.

D'autres raisons peuvent être données en faveur de la contagiosité, qui permettent non-seulement d'en affirmer l'existence, mais fournissent en même temps des notions précieuses sur la valeur et l'étendue de son rôle étiologique.

Certes, il est intéressant de savoir dans combien de cas la maladie naît par contagion, dans combien de cas elle se développe spontanément.

Que le rôle prédominant appartienne à l'hétéro-infection dans la genèse de la fièvre puerpérale, c'est ce qui est généralement admis en Allemagne, c'est ce qui ressort des arguments solides fournis par M. Le Fort en faveur de cette opinion, que la succession des cas survenant dans une Maternité, constituant dans leur ensemble une épidémie, est imputable à la contagion.

On ne peut les lui attribuer, tant qu'on admet l'existence du génie épidémique. Il fallait donc s'attaquer au *quid divinum*. C'est ce qu'a fait M. Léon Le Fort.

Cet auteur a démontré, à l'aide de la statistique, d'une part, la non-coïncidence des épidémies dans les Maternités d'une même ville (Pétersbourg, Vienne, Paris), d'autre part, la différence dans la mortalité simultanée de deux établissements voisins. Il a fait voir que la coïncidence qui existe quand la mortalité est peu élevée, disparaît quand la mortalité augmente.

« Il faudrait donc admettre, dit M. Le Fort, que les prétendues influences épidémiques exercent d'autant moins largement leur action, qu'elles sont plus actives et qu'une épidémie se localise d'autant plus qu'elle existe avec plus de force. »

On a cité de nombreux exemples de malades, atteintes de fièvre puerpérale, qui, évacuées dans une salle jusqu'alors indemne, ont été le point de départ d'une série d'accidents malheureux. Admettra-t-on qu'elles ont transporté avec elles le génie épidémique? Evidemment non. Il set bien plus simple de dire qu'elles étaient chargées du principe infectieux, qui a été transmis aux autres accouchées par les véhicules ordinaires du contage.

Le génie épidémique ne rend nullement compte des épidémies limitées à la clientèle d'un même accoucheur ; elles s'expliquent très-simplement au contraire par la contagion.

La fièvre puerpérale est, en dehors des maternités, plus fréquente dans les villes que dans les campagnes : fait qui reconnaît pour cause les occasions nombreuses d'infection que rencontrent dans les hôpitaux les médecins les plus répandus. Dans les campagnes, les sources d'infection existent, mais à un moindre degré; les cas où le médecin est chargé d'un poison septique sont moins souvent en coïncidence avec ceux où il pourrait le transmettre.

Mais, dira-t-on, les cas sporadiques s'expliquent très-bien par l'auto-infection. Je ne nie pas l'auto-infection : il se développe certainement des fièvres puerpérales, sans qu'on puisse les reprocher à personne. Mais en faveur de l'hétéro-infection, on peut alléguer la longue liste des faits positifs connus, qui permet de rapporter à une même cause bien d'autres faits où l'origine contagieuse n'a pas été indiquée. D'une autre côté, il est difficile d'admettre qu'une femme bien portante, placée dans de bonnes conditions hygiéniques, après un accouchement normal, réalise spontanément une maladie de nature aussi évidemment septique que la fièvre puerpérale.

EXAMEN DES OBJECTIONS FAITES A LA DOCTRINE DE LA CONTAGION.

Quoique appuyée sur des observations nombreuses et sur la facile interprétation qu'elle permet de donner de la marche de la maladie, la doctrine de la contagion a rencontré des contradicteurs. Paul Dubois et Jacquemier sont les auteurs qui ont fourni contre elle les arguments les plus sérieux.

P. Dubois, dans la discussion académique de 1858, a insisté sur la fréquence des faits négatifs. Il avoue que bien souvent il s'est exposé à transmettre la maladie, sans cependant se rappeler un seul cas où il ait été agent d'infection. Or, que prouvent les faits négatifs, sinon que les diverses conditions nécessaires à l'infection ne se rencontrent pas tous les jours, à tous les instants? A-t-on jamais pensé à nier la contagion de la variole parce que tous les sujets, qui étaient exposés à la contracter, n'ont pas été atteints? Combien de faits négatifs pour infirmer un seul fait positif?

Mais, nous dit P. Dubois, les faits que vous qualifiez de positifs le sont-ils en réalité? Ce sont souvent des récits que vous tenez de seconde main et dont l'authenticité est très-contestable.

Nous voyons, au contraire, que ces faits sont rapportés le plus souvent par des accoucheurs éminents, par des médecins qui occupent un rang élevé dans la science. J'en donnerai pour exemple les cas rapportés par M. Depaul.

Ce sont là de simples coïncidences, répond P. Dubois. Coïncidences fréquentes et singulières, il faut l'avouer! Deux médecins, habitant la campagne, voient le même jour un malade atteint d'érysipèle gangréneux; chacun, de son côté, va donner des soins à une femme en travail, les deux accouchées meurent de fièvre puerpérale. Dira-t-on qu'il n'y a là qu'une simple coïncidence? On le pourrait peut-être, si des cas nombreux ne venaient se prêter une mutuelle démonstration.

Les objections, que nous venons d'examiner, s'adressent aux faits de contagion ; d'autres ont été tirées de la marche des épidémies ou de l'existence probable du génie épidémique.

On a dit que l'accroissement des épidémies se rattache d'une manière évidente à l'influence atmosphérique, nosocomiale et météorologique.

Nous ne refusons pas toute valeur à ces diverses causes; mais elles ont été singulièrement exagérées au grand détriment des malades. Nous avons vu comment M. Le Fort a répondu par des faits à ces vues purement hypothétiques.

En ce qui concerne les maternités, cette plus grande fréquence de la fièvre puerpérale dans les saisons froides et humides, s'explique en partie par ce fait qu'on aëre moins souvent et moins longtemps les salles.

Les rapporteurs de la « commission allemande de la fièvre puerpérale » s'élèvent avec force contre l'interprétation donnée à ce résultat de la statistique, résultat exact, se vérifiant même pour les fièvres puerpérales qui se développent en dehors des hôpitaux.

Non, disent-ils en substance, ce n'est pas l'innocente

atmosphère du bon Dieu qu'il faut incriminer. Mais dans la saison d'hiver, les sages-femmes circulent de lit en lit, de maison en maison, avec de gros habits de laine propres à recevoir les germes infectieux.

En hiver aussi, on néglige un peu les soins de propreté ; on se lave moins souvent : l'eau est si froide ! Une sage-femme soigneuse, ira peut-être jusqu'à se laver les mains ; mais quitter ses habits bien chauds, mais prendre des bains, cela dépasse son horizon.

Tous ces modes d'infection ont lieu moins fréquemment en été, où les habits sont plus légers, où il est moins pénible de faire des ablutions et de changer de linge.

La coïncidence des épidémies au dedans et au dehors, dit M. Jacquemier, est des plus rares ; dans la généralité des cas, les épidémies ne franchissent pas les murs de l'hôpital.

Pareille affirmation est toute en faveur de la doctrine de la contagion, et tout à fait contraire à l'existence du génie épidémique. Il est vrai que M. Jacquemier, ne reconnaît pas l'existence d'un miasme ; et le milieu hospitalier peut certainement influer sur le développement d'une affection de nature purement phlegmasique. Mais si son objection ne se retourne pas contre sa propre théorie, elle n'est nullement contraire à l'idée de la contagion.

L'objection suivante est de M. P. Dubois : « Les accouchées successivement atteintes à la Clinique, disait-il, n'étaient placées ni dans les mêmes salles ni dans des lits contigus. » Mais, répond M. Le Fort, ce n'est pas la place du lit, mais, la date de l'accouchement qu'il faut considérer ; car si le lit est immobile, le médecin et ses aides se déplacent.

On a allégué encore, contre la contagion, la terminaison brusque d'une épidémie. Pour nous, cela tient à ce que la cause de la contagion ou les conditions favorables de réceptivité ont cessé d'exister. Il en est de même d'autres affections, dont tout le monde reconnaît le caractère contagieux.

On a dit aussi que les malades s'acclimataient aux épidémies, ce qui serait difficile à concilier avec la doctrine de la contagion. M. Le Fort ne croit pas que les faits soient assez nombreux pour entraîner la conviction sur ce point intéressant d'étiologie.

DE L'ORIGINE ET DE LA NATURE DU CONTAGE.

En exposant les faits de contagion, et en les classant d'après l'origine présumée de l'infection, nous avons passé en revue les sources auxquelles peut être puisé le principe toxique qui, introduit dans l'économie, va développer les accidents plus ou moins graves qui caractérisent la fièvre puerpérale.

Ce qui frappe de prime abord, c'est la multiplicité et la diversité de ces origines. Aussi, est-on naturellement conduit à se poser cette question : « A chaque variété d'origine correspond-il un poison spécial, qui expliquerait la variété des formes cliniques de la maladie ? » Certes, les symptômes et les lésions anatomiques de la septicémie puerpérale sont loin d'être toujours les mêmes ; mais ces variétés s'observent dans une série de cas, relevant tous de la même source de poison. On peut, ainsi que l'ont bien établi MM. Quinquaud (1) et d'Espine (2), observer toutes les formes du puerpérisme infectieux dans une même épidémie. Rien dans les symptômes ne nous permettra de reconnaître l'intoxication, provenant de l'inoculation du virus cadavérique, de celle qui résulte de l'infection par les lochies ; rien ne nous indiquera qu'une femme ait puisé le contage à un érysipèle ou à une fièvre puerpérale.

Le poison, emprunté à des sources diverses, paraît donner naissance aux mêmes effets ; telle ou telle série d'accidents est liée plutôt à la quantité de l'agent infectieux ou à la nature du terrain qu'à la qualité de cet agent.

En un mot, les variétés symptomatiques ne seraient qu'une affaire de degré. Cette question de pathologie générale a d'ailleurs été soulevée à propos de la septicémie chirurgicale et a reçu la solution que nous venons d'adopter. Les symptômes variés, qui avaient permis de distinguer l'infection purulente, l'infection putride, la septicémie, sont aujourd'hui attribués à un même poison agissant à dose plus ou moins élevée (3).

Mais si les diverses modalités cliniques n'ont rien à voir avec la source du contage, il serait cependant difficile d'admettre que des poisons essentiellement différents vinssent, même en frappant à la même porte, pro-

(1) Essai sur le puerpérisme infectieux, etc., par Quinquaud. Thèse de Paris, 1872.

(2) Contribution à l'étude de la septicémie puerpérale, par d'Espine. Thèse de Paris, 1872, loc. cit.

(3) Verneuil. Acad. de méd., 1869 et 1871.

duire les mêmes effets. L'influence du terrain est considérable sans doute : elle peut donner à la maladie son cachet, mais non en déterminer la nature. Il est plus rationnel de penser que ces poisons, d'origine diverse, ou sont identiques, ou très-voisins les uns des autres et comme parents, peuvent développer leur action dans un sens déterminé sur un organisme modifié par l'état puerpéral.

Pourquoi ne pas admettre que les exsudats ou les sécrétions pathologiques provenant d'un érysipèle, d'un phlegmon, d'une fièvre puerpérale, d'un cadavre putréfié, etc., renferment des principes communs qui sont les agents actifs de l'intoxication et qui produisent des affections en réalité de même nature, mais se traduisant par des symptômes différents à cause de la localisation anatomique et de l'état de réceptivité du sujet?

Cette manière de voir est en accord parfait avec ce que nous enseignent les inoculations expérimentales. « Tel qui veut inoculer l'érésipèle, la pyémie, produit un phlegmon, un abcès, une septicémie (1). »

La parenté d'agents infectieux, qu'on regarderait comme entièrement distincts à ne considérer que leur origine, se reconnaît quand ils se développent sur un terrain donné. A ce point de vue, l'étude de la contagion de la fièvre puerpérale apporte un appui solide à la doctrine de l'identité des poisons septiques. L'organisme de la femme, modifié par l'état puerpéral, est comme une pierre de touche qui sert à établir cette identité. Ces faits, empruntés à des branches diverses de notre art,

(1) Nepveu. Des Bactériens et de leur rôle pathogénique. (Revue de Hayem, 1878.)

s'éclairent les uns les autres et se prêtent un mutuel appui.

C'est donc avec raison que l'on range la fièvre puerpérale parmi les affections septicémiques ; elle en constitue une variété, et à ce titre elle mérite un nom particulier.

Nous devons repousser son essentialité et l'assimiler aux fièvres chirurgicales. Mais, devons-nous en nier l'unicité ? Nous ne le croyons qas. Il existe entre ses diverses formes des degrés de transition insensibles, mais pas de ligne de démarcation bien tranchée, ainsi que l'a bien établi M. d'Espine (1), ainsi que l'avait fait M. Verneuil pour la septicémie chirurgicale, et Billroth pour la septicémie expérimentale. Nous ne nous autoriserons point de la multiplicité des formes cliniques pour dire qu'il y a, non pas une fièvre puerpérale, mais des fièvres puerpérales. Les considérations émises plus haut, expliquent pourquoi nous ne nous autorisons pas pour le faire de la multiplicité des sources d'infection.

En résumé, le physiologiste, dans son laboratoire, inoculant à des animaux certains produits d'exsudation ou de sécrétion d'origine variable, provoque les symptômes locaux et généraux de la septicémie.

L'étude des faits de contagion de la fièvre puerpérale nous montre également que l'introduction malheureuse et involontaire dans l'organisme de matières septiques, émanées de sources différentes, amène chez la femme des accidents de même nature.

Cette analogie, qui ressort de l'examen comparé de

(1) D'Espine, loc. cit.

l'un et l'autre ordre de faits, a été démontrée d'une façon plus directe par l'expérimentation.

De ces expériences, les unes ont consisté à provoquer, chez des animaux, une fièvre puerpérale artificielle, par l'injection de matières putrides ; les autres à inoculer les produits d'exsudation de la fièvre puerpérale ou les sécrétions purulentes des femmes en couches, à des animaux chez lesquels se sont développés les symptômes de la septicémie expérimentale.

M. Quinquaud (1) injecte dans l'utérus d'une chatte, accouchée depuis douze heures, du liquide utérin provenant d'une femme morte de péritonite puerpérale. L'animal présente de la fièvre et meurt au bout de dix-huit jours ; à l'autopsie, on trouve des infarctus purulents du foie, de la péritonite, de la phlébite.

Hausmann (2) a observé, chez des lapines, des symptômes de septicémie dus à la rétention, dans l'utérus, d'un débris fœtal non expulsé ; accident assez fréquent, paraît-il, chez ces animaux.

Il a cherché à provoquer la fièvre puerpérale sur des lapines pleines, en injectant divers liquides dans le vagin. Voici les résultats de ses expériences :

L'injection de sérosité d'un kyste de l'ovaire ou de pus de bonne nature, n'ayant pas plus de vingt-quatre heures, n'amena aucun accident; l'injection de pus d'abcès sous-cutané, évacué depuis vingt-quatre heures, produisit une fièvre violente et l'avortement ;

(1) Quinquaud, Essai sur le puerpérisme infectieux, etc. Thèse de Paris, 1872.

(2) Etiologie de la fièvre puerpérale, par Hausmann, 1874. (Analyse dans Rev. de Hayem, t. IV).

Du sérum de cadavre, pur ou troublé par du pus, injecté dans la seconde moitié de la gestation, provoqua des accidents graves et l'avortement; injecté un jour après l'accouchement de l'animal, il détermina des accidents fébriles non suivis de mort;

L'injection de gaz toxiques ou de liquides où avaient macéré des pièces anatomiques, fut sans résultat.

Les sécrétions lochiales sont éminemment propres à produire la septicémie, comme le démontrent les expériences suivantes :

Quinquaud, sur huit inoculations de lochies très-putrides, pratiquées sur le cochon d'Inde, obtint deux fois les lésions de la pyohémie, avec abcès métastatiques. Dans les six autres cas, les animaux succombèrent rapidement avec une fièvre intense et sans lésions apparentes.

Des injections de lochies non putrides, mais purulentes, provoquèrent des symptômes analogues.

D'Espine et Kehrer ont observé que plus on est éloigné des couches, plus l'action des injections lochiales est énergique.

Ces expériences démontrent combien il est dangereux de porter un doigt, contaminé par les lochies d'une femme même bien portante, sur les plaies fraîches déterminées, chez une autre femme, par le traumatisme de l'accouchement.

Des faits d'observation et des expériences précédemment exposées, il ressort que le contage de la fièvre puerpérale n'est autre chose que le poison septicémique. Aller plus loin, chercher à pénétrer l'essence de ce poison, c'est, je l'avoue entrer dans le champ des hypothèses.

Cependant, comme des recherches ont été faites dans ce sens, spéciales à la fièvre puerpérale, je crois devoir dire un mot des opinions émises par les divers auteurs sur la nature du poison septique.

Elles ont été résumées dans un travail de M. Nepveu (1) et dans la thèse d'agrégation de notre ami M. le Dr Magnin (2).

Les liquides putrides, qui, introduits dans l'organisme, sont capables de provoquer les sympômes locaux et généraux de la septicémie, renferment d'une part des substances chimiques, d'autre part des éléments figurés. Ces éléments figurés ont été considérés tantôt comme des granulations moléculaires, tantôt comme des organismes végétaux ; cette dernière manière de voir est la plus probable.

Des deux éléments, l'un chimique, l'autre organisé qui entrent dans la composition du poison septique, lequel joue le grand rôle dans la production des accidents? Pour répondre à cette question, il faudrait les séparer l'un de l'autre. Or, aucun des procédés connus ne permettrait d'y arriver d'une manière certaine.

Les partisans du poison chimique disent l'avoir isolé et avoir obtenu des résultats positifs par son inoculation. Leurs adversaires prétendent que, si la bactérie adulte est détruite par les agents physiques ou chimiques mis en usage à cet effet, il n'en est pas de même

(1) Nepveu. Des bactéries et de leur rôle pathogénique. Loc. cit. (Revue de Hayem, 1878).

(2) Ant. Magnin. Les bactéries. Thèse d'agrég, 1878.

des spores qui survivent et sont capables de provoquer les accidents

Les partisans de la théorie parasitaire cherchent à isoler la bactérie, en la cultivant dans des milieux différents de celui où elle a été recueillie, et réussissent dans leurs inoculations. On leur objecte que les bactéries se sont chargées du poison chimique qu'elles transportent avec elle. Il faut reconnaître cependant avec M. Pasteur qu'il est difficile d'admettre qu'un virus puisse résister à de nombreuses cultures successives.

Cette théorie a reçu encore un appui solide de l'étude du rôle des bactéridies dans le développement de l'affection charbonneuse. Les expériences de Davaine, de Koch, de Toussaint ne laissent guère de doute sur l'importance pathogénique de ces organismes végétaux. On est porté par analogie à admettre que la bactérie septique joue un rôle dans la genèse des accidents de la septicémie.

Il est cependant difficile de dire dans l'état actuel de la science que tel est le principe actif du poison septicémique. D'ailleurs, si importante que soit en elle-même cette question, il en est une autre qui nous intéresse au moins autant et qui est relative à l'origine même du poison : « Les propriétés toxiques d'un liquide se développent-elles sur place et spontanément ou par le fait de la présence des bactériens ?

Le développement, sur place, des éléments toxiques serait le résultat des altérations locales des plaies. Dans cette hypothèse, les bactériens qu'on rencontre dans les liquides d'exsudation ne sont là que parce qu'ils y trouvent des conditions favorables à leur développement.

Inaugurée par Gaspard (1), elle a été soutenue en France par M. Charles Robin, en Allemagne, par MM. Billroth, Weber, Panum, Bergmann.

A l'encontre de cette opinion, M. Pasteur a, le premier attribué aux bactéries un rôle dans la genèse du poison septique (2) ; ses découvertes furent appuyées par les expériences de MM. Coze et Feltz (3), qui ont démontré la présence constante des bactéries dans le sang des animaux morts de septicémie. M. Vulpian confirma ces résultats. Ayant injecté à un lapin le liquide d'une gangrène pulmonaire, il trouva de nombreuses bactéries dans le sang de l'animal ; ce sang, injecté à d'autres lapins, amena la mort en vingt-quatre heures, et, dans cette dernière série d'expériences, le sang contenait encore les mêmes parasites (4).

C'est sur cette corrélation constante entre la putridité d'un liquide et la présence des bactéries à son intérieur, qu'on se fonde pour admettre le rôle des parasites dans la genèse des propriétés toxiques d'un produit d'exsudation ou de sécrétion.

Dans cette hypothèse, on explique les choses de la façon suivante : ces organismes végétaux, algues suivant les uns, champignons d'après les autres, spécifiques ou non, sont répandus, inégalement du reste, dans l'atmosphère.

(1) Journal de phys. de Magendie, 1822.

(2) Comptes rendus de l'Acad. des sciences, 1860, 1864, 1865.

(3) Recherches cliniques et expérimentales sur les maladies infectieuses, 1872.

(4) Discussion à l'Académie de médecine entre MM. Vulpian, Davani, Pasteur, 1872.

Trouvant sur leur route un milieu plus ou moins favorable à leur évolution, ils s'y développent, s'y multiplient ; et dès lors, ou bien ils rendent virulents les liquides où ils ont élu domicile, ou bien transportés avec ces liquides, ils sont eux-mêmes les agents directs de l'intoxication.

Mais, à supposer que leur présence dans un milieu soit l'effet et non la cause de la putridité de ce milieu, n'est-il pas probable qu'ils peuvent se charger au moins de certaines parties du liquide, où ils se sont dévéloppés, et devenir ainsi les agents de transport des germes infectieux ? S'il n'est pas permis d'affirmer le rôle pathogénique des bactériens, il est difficile de leur refuser la propriété de servir d'intermédiaire entre une substance toxique où ils habitent et l'organisme, qui doit en être infecté.

Ce que nous venons de dire s'applique à la septicémie en général ; quel rapport peut-on établir entre les bactéries et les intoxications puerpérales? Quel est le résultat des recherches faites sur cette question?

On a trouvé des micrococcos dans tous les liquides que nous avons signalés comme l'origine possible de l'infection. On les a trouvés dans les exsudats pathologiques des femmes atteintes de fièvre puerpérale, quelquefois, mais non constamment, dans le sang des malades. Je cite les passages suivants empruntés à M. Nepveu :

« Le pus des phlegmons et des lymphangites d'origine septique en (des bactériens) offre toujours en abondance.

Hueter le premier, a découvert dans les plaques d'érésipèle les micrococcos (1869); je les ai signalés (Soc. de biologie, 1870), dans les plaques d'érésipèle, dans le sang, dans le sang tiré du doigt, par exemple d'un érésipèle de la face. Plus tard, Eberth (1872), Wilde (1872), Nossiloff, Salisbury (1873), Choresen, Lukomski et von Recklinghausen (1874), ont confirmé ces recherches.

Certaines plaies, certains abcès, certains phlegmons, certains érésipèles sont de véritables foyers de bactériens. Il est juste de penser que si les accidents traumatiques vont jusqu'à la septicémie, la pyémie, on rencontrera aussi les bactériens dans le sang des septicémiques, des pyémiques. C'est ce qu'ont observé Birch-Hirschfeld, Klebs, de Brehm; pour mon propre compte, je n'ai jamais examiné le sang d'un pyémique, ou d'un septicémique bien caractérisé sans y trouver des micrococcus... La fièvre dite puerpérale est une affection de même ordre que la septicémie. Dans l'un et l'autre cas, des colonies de micrococcus se forment dans le foie, la rate, les reins, etc.

A côté d'elles (de ces affections) il faut placer, d'après quelques auteurs, ces inflammations spéciales dites diphthéritiques... Hueter et Tommasi, Œrtel, Eberth, Letzerich ont trouvé des micrococcus dans les membranes diphthéritiques.

L'appareil génital chez la femme est un lieu de formation favori... On conçoit l'importance d'une telle remarque pour l'origine de ces bactériens dans la fièvre puerpérale... »

En 1869, M. Delore en signalait la présence dans les lochies. « Toutes les fois que les femmes ont eu des accidents à la suite de l'accouchement, j'ai rencontré des bactéries dans les lochies, se présentant sous forme de bâtonnets plus ou moins longs, ayant une marche rectiligne, mais souvent aussi privés de mouvements. J'en ai trouvé dans le vagin, l'utérus, les trompes et la sérosité du péritoine. Je n'ai pu en observer dans le sang. (1) »

Le Dr Orth (2), pendant l'hiver de 1872-73, profita d'une épidémie de fièvre puerpérale pour faire quelques recherches sur le rôle du micrococcus. Il trouva des parasites consistant en corpuscules arrondies, libres ou réunies en chaînettes; il les rencontra toujours dans les exsudats péritonéaux, mais non constamment dans le sang. Il les inocula avec succès : 1° par injection dans le péritoine de deux lapins; les exsudats péritonéaux montrèrent une multiplication colossale de micrococcus ; 2° par l'inoculation sur la cornée par la méthode d'Eberth.

Le professeur Hjalmar Heiberg (3), de Christiania, dans un travail publié en 1843, considère la bactérie comme le corpus delicti des infections pyémiques et puerpérales. Les parasites s'introduisent le plus souvent par la surface d'une plaie; cependant ce n'est pas une condition indispensable. Les muqueuses, et surtout celles des voies respiratoires, peuvent permettre, lors

(1) Delore. Société des sciences médicales de Lyon. Lyon médical, 14 février 1869.

(2) Recherches sur la fièvre puerpérale par le Dr Orth. (Analysées dans Hayem).

(3) Les processus puerpéraux et pyémiques, 1873. (Analysés dans Hayem).

même que leur épithélium est intact, le passage des parasites qui pénètreraient à la façon des cellules amiboïdes dans les interstices des cellules épithéliales.

Que conclure de ces faits sinon que la théorie parasitaire de la septicémie est susceptible d'être appliquée à l'explication de la contagiosité de la fièvre puerpérale ?

Si l'on admet cette théorie comme démontrée, il n'existe plus de différence essentielle entre l'auto-infection et l'hétéro-infection. Dans l'une et l'autre série de faits, c'est un agent venu de l'extérieur qui est la cause première de l'intoxication : l'auto-infection disparaît.

Cependant, à un point de vue pratique, on peut conserver cette division. Dans le premier cas, le parasite, charrié par l'air, arrive à la femme sans qu'on puisse reprocher son apport à qui que ce soit. Dans le second, le parasite est transporté par le médecin, la sage-femme, le matériel de service, ou si l'air est son véhicule, sa présence y est due à l'organisation vicieuse ou à l'existence regrettable d'établissements qui pourraient être supprimés.

DES VÉHICULES DU CONTAGE.

Le contage peut être transmis de sa source à la porte d'entrée par des intermédiaires très-variés.

Au point de vue des mesures prophylactiques, il est important de distinguer les cas où le médium infectieux est l'air ou un autre agent. Le premier mode commande surtout l'isolement des malades ; le second impose au personnel les plus minutieuses précautions.

L'air peut-il servir de véhicule au contage? Les auteurs sont loin d'être d'accord sur ce point. En Angleterre et en Allemagne, on croit peu à la contagiosité par l'air ; les uns la révoquent en doute, les autres la nient complètement. Schrœder prétend que, s'il n'est pas permis de la nier, en revanche elle n'est nullement démontrée. En France, au contraire, quelques médecins ont attribué tous les accidents à ce mode de contagion, et la plupart des auteurs, sans nier la possibilité du transport par le personnel, font jouer un rôle important au miasme contagieux.

Il est difficile de dire, quand une épidémie sévit dans une maternité, si un cas donné est dû à l'infection par l'air ou à une inoculation directe. Dans les observations de fièvres puerpérales développées dans la clientèle privée, on trouve peu de cas où le toucher n'ait pas été pratiqué. Cependant il existe quelques faits où le médecin a transporté la maladie sans avoir pris une part active à l'accouchement.

Ce mode de transport est donc réel. On peut encore alléguer en sa faveur : 1° l'influence de l'encombrement ; 2° l'odeur caractéristique de l'air dans les salles où sont réunies un grand nombre de femmes atteintes ; 3° les cas cités par MM. Depaul et Tarnier de sages-femmes, ayant présenté les symptômes et les lésions de l'intoxication puerpérale après avoir soigné des fièvres puerpérales ; 4° les observations qui montrent, qu'un médecin a pu se charger de germes infectieux en assistant à une autopsie sans y prendre part.

Que le contage puisse être introduit dans l'économie par inoculation directe et transporté par le personnel médical, les objets de pansement, les instruments, cela ne saurait être sérieusement contesté. Les observations que nous avons rapportées donnent la preuve de ce mode de contagion, que nous croyons de beaucoup le plus fréquent. Elles nous montrent en même temps la variété des agents d'infection et il est facile d'en tirer des conclusions pratiques.

Le médecin ou la sage-femme peuvent transporter le poison septique, soit par les vêtements, soit et surtout avec la main. On comprend que le doigt, qui sert à pratiquer le toucher, doit être le plus souvent incriminé. C'est lui qui se met en contact direct avec les plaies du canal vulvo-vaginal. Le repli épidermique péri-unguéal et l'espace sous-unguéal ont été signalés par beaucoup d'auteurs comme le siége d'élection des germes infectieux. Tout le monde sait combien il est difficile de les débarrasser complètement de substances moins subtiles que ne l'est probablement le contage septicémique.

Dans l'opération de la version, la main toute entière peut servir de médium infectieux.

Nul doute que les divers instruments, qui sont mis en contact avec les organes génitaux de la femme, que la sonde uréthrale, le forceps ne soient susceptibles de jouer le même rôle.

Il en est de même des éponges. On rapporte qu'une sage-femme infecta plusieurs accouchées dont elle avait lavé les parties génitales avec la même éponge.

Les pièces de literie peuvent aussi servir d'agents d'infection.

Nous avons cité des exemples où le linge, prêté par

des établissements de charité pour des accouchements à domicile, a contribué à transmettre la maladie.

J'ai entendu M. le professeur Delore insister sur le danger que pouvait faire courir aux malades les chaises percées ou les bassins, soit par contact direct, soit par l'intermédiaire des déjections qu'ils renferment; l'orifice vulvaire, fermé par le rapprochement des membres inférieurs, devient béant par le fait du mouvement d'abduction et ouvre ainsi aux germes contagieux une voie, qui leur était fermée dans la position horizontale.

DE LA PORTE D'ENTRÉE ET DU MOMENT DE LA CONTAGION.

Par quelle voie le contage pénètre-t-il dans l'économie ?

L'air, avons-nous dit, peut servir de médium infectieux. Qu'il agisse à la façon des autres intermédiaires, en portant le poison septique sur une surface dépouillée de son épithélium, cela est possible. Mais, peut-il aussi pénétrer dans l'organisme par la voie pulmonaire ? On ne peut faire à cette opinion aucune objection théorique, et l'on peut alléguer en sa faveur la plupart des raisons que nous avons apportées à l'appui du transport du contage par l'air. Les observations de malades ou de sage-femmes chez lesquelles l'intoxication s'est produite avant l'accouchement, ou en dehors de la parturition, ne s'expliquent guère que de cette manière.

En admettant cette hypothèse, nous pourrions comparer la contagion de la fièvre puerpérale à la contagion de la variole, dans laquelle le poison pénètre dans l'économie ou par la voie respiratoire, ou par inoculation. Mais tandis que dans cette dernière l'inoculation est l'exception, elle se rencontre fréquemment au contraire dans la première à cause des plaies, que détermine le traumatisme de l'accouchement, et des occasions de contact qui résultent de l'assistance obstétricale. On pourrait la comparer, au point de vue de la porte d'entrée, à l'érysipèle qui a souvent pour point de départ une plaie des muqueuses ou de la peau et qui peut se produire cependant, alors qu'on ne constate aucune solution de continuité du revêtement épidermique. On conçoit que, dans ce mode de contagion, l'infection puisse se produire toutes les fois que la femme sera en état de réceptivité et qu'une dose suffisante du poison septique sera répandue dans l'atmosphère.

Nous croyons cependant que la contamination se fait le plus souvent par contact direct, par inoculation du poison septique dans une plaie du canal vulvo-utérin. Nous pensons aussi que cette inoculation a lieu le plus souvent pendant l'accouchement sous l'influence des touchers répétés ou des manœuvres obstétricales.

Comme preuves à l'appui, on peut citer l'époque précise à laquelle se développent les premiers signes de l'intoxication confirmée. Il existe, en effet, pour le poison septique de la fièvre puerpérale une période d'incubation. Or, les premiers signes de l'intoxication sont l'élévation de la température et le frisson.

L'importance du frisson a été signalée par Voillemier qui disait : « En temps d'épidémie, on peut affirmer que tout frisson bien caractérisé est une fièvre puerpérale. »

Le frisson initial a été bien étudié par M. François (1) qui ne l'a vu manquer que très-rarement. D'après les statistiques établies par cet auteur, c'est le plus souvent le premier ou le deuxième jour après l'accouchement qu'apparaît le frisson ; pour Schrœder c'est trente-six heures après, dans la grande majorité des cas. En supposant que l'inoculation ait eu lieu au moment de l'accouchement, l'incubation dans l'intoxication puerpérale serait précisement celle que l'on assigne comme moyenne à l'intoxication par le virus cadavérique (Schrœder, loc. cit.).

En admettant que l'inoculation se fasse le plus souvent pendant l'accouchement sur une plaie du canal vulvo-utérin, on peut se demander quelle partie de ce canal en est le siége ?

Les voies d'entrée peuvent être l'utérus, le vagin, la vulve ou le périnée.

Il est incontestable que le poison septique peut être absorbé par la plaie placentaire ; cependant cette plaie ne doit pas être le point de départ habituel de l'absorption ; les parois utérines s'appliquent l'une à l'autre après l'expulsion de l'enfant. Ce n'est que, dans le cas d'inertie, ou dans le cas d'introduction de la main ou d'un instrument dans la cavité, que le poison pénètre aussi profondément.

La porte d'entrée peut être une plaie du col utérin ; on sait que les déchirures du col sont à peu près constantes.

Il en est de même d'une déchirure ou d'une simple érosion portant sur le vagin ou la vulve. L'orifice vul-

(1) Du frisson dans l'état puerpéral, par Elisée François. Thèse de Paris, 1868.

vaire, avec ses lésions fréquentes et les contacts obligés du doigt explorateur, doit être souvent le point d'entrée de l'agent infectieux.

On a expliqué par l'introduction directe du poison septique dans le sang, à la suite de lésions des veines, ces cas foudroyants, où les accidents initiaux se sont montrés immédiatement ou peu après l'accouchement.

Bien que les plaies du canal utéro-vaginal soient quelques jours à se cicatriser, elles n'offrent pas jusqu'à entière cicatrisation une porte d'entrée au virus. Les expériences de Billroth ont montré qu'une plaie, recouverte de granulations, ne permet l'infection que si elle est déchirée par une cause quelconque, ou si elle subit une altération préalable.

On conçoit donc que l'auto-infection soit rare, puisque au moment où les liquides vaginaux et utérins ont pu acquérir des propriétés septiques, les plaies, sur lesquelles doit se faire l'inoculation, leur opposent une barrière de granulations (Schrœder).

On voit combien il est imprudent de s'exposer par des touchers immodérés à faire saigner, à déchirer ces plaies granuleuses qui deviennent dès lors des surfaces favorables à l'absorption du poison.

Nous avons cherché le contage à ses sources et nous l'avons conduit jusqu'à sa porte d'entrée dans l'organisme qu'il va infecter ; quel rôle va-t-il jouer ultérieurement ? C'est une question que nous n'aborderons pas ici, n'ayant pas à nous occuper de la pathogénie des accidents de la fièvre puerpérale. Le suivre plus loin, serait entrer dans l'étude des symptômes et des lésions anatomiques.

CAUSES ADJUVANTES DE LA CONTAGION.

Nous décrirons sous ce titre les diverses circonstances qui favorisent de transmission du contage.

La plus importante de toutes est l'agglomération. C'est à elle qu'est due l'effrayante mortalité qu'on observe dans les maternités. Elle agit de deux façons : elle multiplie les sources de l'infection ; elle facilite, dans de prodigieuses proportions, le transport du poison septique.

La présence d'une Maternité dans un grand hôpital peut favoriser le développement de la maladie; cette cause d'infection avait été signalée par Peu ; beaucoup d'auteurs l'ont expliquée par l'influence épidémique. Il serait peut-être plus rationnel de l'attribuer à la contagion, On a allégué en faveur de cette opinion, ce qui se passe à l'Hôtel-Dieu de Lyon, où il existe une Maternité qui est loin d'être à l'abri de l'agglomération et de l'encombrement. D'immenses salles de chirurgie, occupant le même étage et l'étage inférieur. s'ouvrent sur le même escalier : cependant la fièvre puerpérale est rare dans cette maternité. Or, le personnel médical ne prend qu'une faible part aux accouchements et n'intervient que s'il y a une opération obstétricale à pratiquer.

L'encombrement agit, comme l'agglomération, en multipliant les chances de transmission de la maladie. De plus, l'air peut se saturer de germes infectieux.

Quand à l'influence du froid, de l'humidité, nous avons dit plus haut comment on doit la comprendre.

M. Delore a suggéré l'hypothèse suivante : « Cet état hygrométrique, dit-il, ne permettrait-il pas an miasme volatil de se dissoudre et de s'inoculer mieux que lorsqu'il a un air sec pour véhicule ? Quand l'air est humide, on sait que les odeurs sont beaucoup mieux perçues. »

Certaines conditions favorables tiennent à l'acte même de l'accouchement et aux lésions qui l'accompagnent. Un travail long, l'application des instruments, les touchers répétés, l'introduction de la main dans la cavité utérine, les déchirures du col, du vagin, les ruptures du périnée sont de ce nombre.

D'autres conditions favorables, tiennent aux habitudes du personnel ou aux soins accordés au matériel de service. La fréquentation des amphithéâtres, l'examen des pièces pathologiques augmentent sans contredit les chances d'infection. Le mode d'action des autres causes est facile à comprendre.

Enfin, on peut se demander si le contage, ayant été porté de son origine à sa voie d'entrée, l'inoculation réussit toujours, s'il n'existe pas du côté de la femme un ensemble de conditions qui favorisent l'introduction du poison septique ou au contraire s'opposent à son action ultérieure ; c'est cet ensemble de conditions, difficiles à préciser, qui est connu sous le nom d'état de réceptivité. Nous ne nions pas l'influence de l'état de réceptivité ; mais nous nous déclarons incapables de l'expliquer et de préciser l'étendue de son rôle.

CONCLUSIONS.

S'il m'était permis, maintenant qu'arrivé au terme de la partie didactique de mon travail, je puis jeter un coup d'œil d'ensemble sur les faits que j'ai réunis et les théories que j'ai exposées, de dire en quelques mots ce qu'il me semble découler de l'étude de la contagion, je poserais les conclusions suivantes :

De sources nombreuses et variées, que le médecin rencontre à chaque pas sur sa route, de l'amphithéâtre et de l'hôpital, des sécrétions morbides et des exsudats pathologiques, se dégage un poison septique qui, porté à la femme enceinte ou à la nouvelle accouchée, par le linge, par les instruments, par la sage-femme, par le médecin, par l'air, par tout ce qui est fait pour lui donner la propreté, la santé et la vie, s'introduit dans l'économie et provoque des accidents locaux et généraux, variables, probablement avec la dose de la matière nocive et avec les modifications de terrain imprimées par l'état puerpéral, depuis de simples accès fébriles jusqu'à ces formes foudroyantes, qui ne se traduisent par aucune lésion de tissu appréciable à l'œil nu et rappellent les effets des poisons les plus redoutés.

Non-seulement la contagion joue une rôle dans le développement de la maladie, mais encore c'est à elle qu'il faut attribuer le plus grand nombre des cas de fièvre puerpérale. Il serait diffice de dire dans quel rapport numérique agissent l'hétéro-infection et l'auto-infection.

Puisque la fièvre puerpérale est une septicémie, il serait bon d'appliquer à la prophylaxie la méthode antiseptique, qui a donné de si beaux résultats dans les autres maladies de même nature. L'emploi de cette méthode n'exclut pas d'ailleurs les autres mesures hygiéniques, préconisées dans le but de restreindre la propagation d'une aussi redoutable affection.

Principes et règles de prophylaxie.

Il est peu de maladies qui exercent autant de ravages que la fièvre puerpérale. On a dit avec raison que l'accouchement exposait les femmes à une mortalité aussi grande que celle qui résulte pour les hommes des périls de la guerre : dans l'un et l'autre cas, c'est la partie la meilleure de la population, celle qui a le droit de compter sur la plus longue existence et est appelée à rendre le plus de services à la patrie, qui est décimée par un fléau que la sagesse humaine parviendra peut-être à éviter.

D'après une statistique allemande (1), portant sur 16 années, sur 100 morts il y en aurait une, dans les Etats prussiens, qui reviendrait à l'accouchement. On sait, d'autre part, que presque tous les cas de mort dépendant de l'accouchement sont dus à la fièvre puerpérale.

Que cette immense mortalité s'explique par l'existence

(1) Die arbeiten der peurperalfieber-commission.

des maternités, au moins en France, c'est ce qui est parfaitement démontré. Il ne faudrait pas croire cependant que la fièvre puerpérale ne fasse pas ailleurs de nombreuses victimes. Les tableaux statistiques, dont nous avons parlé plus haut, établissent que, dans une période de 16 années, la mortalité dans l'ensemble des Etats prussiens s'est élevée à 1/120.33; à Berlin, elle n'a été que de 1/151.97; or, Berlin renferme deux grandes maternités.

A la discussion académique de 1858, Danyau, qui croyait à l'influence prépondérante de la contagion dans le développement de la maladie, considérait comme une mesure insuffisante la suppression des grands hôpitaux : d'après lui, la fièvre puerpérale, chassée des maternités, irait chercher ses victimes ailleurs.

Il est triste d'avouer que, la maladie une fois déclarée, la thérapeutique ne peut lui opposer que des médications incertaines et trop souvent inefficaces. Aussi les médecins se sont-ils préoccupés surtout de la prophylaxie. Chacun a préconisé des mesures hygiéniques en rapport avec l'idée qu'il se faisait des causes, de la nature et du mode de propagation de la maladie.

Nous allons maintenant, en partant de cette idée que la fièvre puerpérale est une septicémie, le plus souvent transmise par contagion, établir les principes qui doivent diriger la prophylaxie.

Nous regrettons que le temps ne nous ait pas permis de donner à cette partie de notre travail l'étendue et les soins qu'elle mérite. Notre but n'est pas d'étudier la prophylaxie de la fièvre puerpérale dans tous ses détails, mais seulement d'examiner dans quelles limites la méthode antiseptique peut diminuer les chances de propagation de la maladie par voie de contagion.

Nous n'avons pas non plus l'intention d'aborder toutes les applications, qui ont été faites de la méthode antiseptique au traitement de la fièvre puerpérale. Dans ces dernières années, on a pratiqué des injections phéniquées dans le vagin et dans la cavité utérine; nous n'avons pas à apprécier la valeur de ce mode de traitement, qui ne s'adresse pas d'une manière directe à l'acte de transmission du contage. Nous nous occuperons uniquement des mesures à prendre pour désinfecter les véhicules ordinaires du poison septique.

Nous avons cherché dans notre travail à établir : 1° la multiplicité des sources d'infection; 2° la transmission d'un principe contagieux, de nature septicémique, par des intermédiaires variés.

D'où une double indication : 1° fuir les sources de contagion ; 2° quand un intermédiaire est chargé de l'agent infectieux, le soumettre aux mesures de désinfection.

Parlons d'abord de la première de ces indications. Dans les maternités, elle est très-difficile à remplir, tant sont nombreuses les conditions favorables à l'infection et à la propagation. Elle est difficile à remplir, même dans la clientèle privée, où la fièvre puerpérale sévit quelquefois cruellement. Le médecin rencontre, en effet, sur son chemin des fièvres puerpérales, des érysipèles, des phlegmons, des sécrétions pathologiques qui peuvent être le foyer d'origine de la maladie. A chaque pas, il peut se charger du poison septique; aussi est-il rarement sûr de se conformer à cette première indication : « fuir les sources d'infection ». Je ne prétends pas cependant qu'il ne faille en tenir aucun compte et aller de gaîté de cœur puiser le principe infectieux, quitte à se désinfecter ensuite. Mais, toutes les fois qu'on ne sera pas parfaitement assuré de son innocuité, il sera bon, avant de donner des soins à une femme, de s'adresser à la seconde indication et d'avoir recours à la méthode antiseptique.

Le médecin, pouvant être un jour ou l'autre, quelquefois à son insu, un agent d'infection, ne doit négliger aucune des mesures de désinfection.

En agissant ainsi, il courra rarement le risque de porter la maladie ou la mort aux femmes qui réclament son assistance dans la clientèle privée.

Dans les maternités, les chances d'infection sont si multipliées, qu'il existe des difficultés pratiques immenses à réaliser la désinfection. Supprimer ces établissements ou modifier profondément leur installation, serait certes le moyen le plus efficace. Mais le médecin est souvent obligé de les accepter en pratique et de supporter leur organisation plus ou moins défectueuse. Aussi il est utile de voir ce qu'on pourrait obtenir des précautions antiseptiques.

Nous allons rapporter, en quelques mots, les résultats remarquables auxquels est arrivé M. le Dr Stadfeldt, chirurgien en chef de la Maternité de Copenhague.

La mortalité des femmes en couches, dans la Maternité, fut de 1850-64 égale à 1/24, tandis qu'en ville elle fut de 1/123, de l'année 1850 à l'année 1864.

En 1865, M. Stadfeldt prit la direction du service. De 1865 à 1876, il mourut 1 femme sur 51, pour l'ensemble des dix années. Mais, si on décompose cette statistique générale, on voit que la mortalité est tombée de 1/33 à 1/83 du jour où M. Stadfeldt a mis en pratique les règles de la médication antiseptique.

Passons brièvement en revue les moyens par lesquels on peut réaliser la désinfection dans la pratique obstétricale..

On doit, à un point de vue pratique, considérer la contagion comme s'exerçant : par l'aïr, par le matériel de service, par le personnel médical.

La contagion par l'air joue un rôle surtout dans les maternités; les mesures d'aération, d'isolement, etc., ont en vue ce mode de propagation. Toutes ces questions ne sont nullement de ma compétence et ne ressortent pas directement de la méthode antiseptique. On a essayé toutefois la désinfection directe de l'air.

Nonat a employé les fumigations guytoniennes, qui consistent à décomposer par l'acide sulfurique du chlorure de zinc mis en présence de l'oxyde de manganèse. Plus tard, il eut recours au chlorure de chaux délayé dans 10 parties d'eau et placé dans les salles.

La valeur de ce procédé est très-contestée. Il est préférable en règle générale d'avoir recours à l'acide phénique.

Dans la Maternité de Copenhague, les accouchements se font autant quo possible au milieu d'une pluie d'eau phéniquée.

L'acide phénique présente de grands avantages comme moyen antiseptique. S'il est un désinfectant insuffisant, en ce sens qu'il ne supprime pas les mauvaises odeurs d'une façon complète, c'est le meilleur des antiseptiques. Il offre encore un avantage qui doit le faire préférer à l'acide salycilique, surtout dans les maternités, c'est d'être odorant; il indique ainsi que les précautions hygiéniques ont été prises.

La contagion peut s'exercer en second lieu par le matériel de service.

Dans la clientèle privée, on se servira de linges parfaitement propres. Mais dans les maternités, il ne suffira pas que le linge soit blanc, il faudra qu'il ait été soigneusement purifié de tout contage au moyen de fumigations d'acide sulfureux.

Quant aux instruments, on les lavera préalablement dans une solution phéniquée. La désinfection devra porter en un mot sur tous les objets destinés à être mis à contact plus ou moins direct avec la femme en couches. Les éponges méritent une mention et des soins spéciaux.

En troisième lieu, le médecin et la sage-femme servent de médiums infectieux.

Les mêmes précautions doivent être prises par l'un et l'autre. Ils transportent le contage soit avec la main, soit avec les habits.

Un médecin et une sage-femme ne prêteront jamais leur assistance à une parturiente sans se demander ce qu'ils ont fait les jours précédents, et, s'ils ont été en rapport avec une cause possible d'infection, ils agiront en conséquence (1).

Ils ne se contenteront pas de se laver les mains avec le

(1) Schrœder. Loc. cit.

savon, mais ils auront recours à un liquide désinfectant.

Semmeliveis conseillait une solution de 30 grammes de chlorure de chaux dans deux litres d'eau. Wiger employait la solution saturée. Il est préférable de se servir simplement de la solution phéniquée.

Le doigt, qui exerce le toucher, sera l'objet des soins les plus attentifs et les plus scrupuleux; le lit de l'ongle est admirablement disposé pour recueillir, conserver et transmettre l'agent contagieux. Aussi l'emploi de la brosse sera-t-il de première nécessité. Le médecin doit considérer comme un devoir de consacrer à la toilette de ses ongles le temps et les précautions minutieuses, que d'autres personnes leur octroient si largement dans un but de coquetterie.

Le doigt tout entier sera lavé à plusieurs reprises, avec une vigilante insistance ; on le préservera ainsi de toute propriété septique, sans lui enlever cette exquise sensibilité qui lui est si nécessaire.

On ne pratiquera jamais le toucher sans nécessité et on le fera avec douceur et précaution, pour ne pas s'exposer, s'il existe déjà des granulations sur les plaies, à les déchirer et à ouvrir ainsi une voie à l'infection.

Les vêtements seront aussi exactement surveillés ; on n'oubliera pas que les manches de l'habit ou de la chemise peuvent servir d'agent direct de contagion. On les changera toutes les fois qu'on se sera exposé récemment à des sources d'infection.

Dans les maternités, on devra veiller à ce que les internes, les élèves en médecine ou les sages-femmes prennent les précautions nécessaires.

Pour diminuer autant que possible les chances d'infection par la sage-femme, Stadfedt a séparé les femmes en travail des accouchées et divisé son personnel en trois sections : la première chargée des femmes en travail, la seconde des accouchées, la troisième soumise au repos pendant une période de trois à quinze jours, puis à une désinfection méthodique avant d'entrer au service des femmes en travail.

Dans la pratique privée, les sages-femmes, par incurie ou par ignorance, sont une cause de danger pour leurs clientes. La « Commission prussienne de la fièvre puerpérale » a insisté tout particulièrement sur ce fait et elle pose comme conclusions :

Jusqu'au jour où les sages-femmes seront suffisamment instruites, il faut s'adresser au public et recommander aux hommes intelligents de ne jamais permettre l'examen de leurs femmes à une main qui n'aurait pas été suffisamment désinfectée.

Les rapporteurs allemands demandent encore l'établissement des mesures suivantes :

Il serait bon pour couper court aux épidémies qu'une loi obligeât le personnel médical à faire la déclaration des cas de fièvre puerpérale aux autorités de la police sanitaire.

Dès qu'un cas de mort se présenterait dans la clientèle d'une sage-femme, l'autorité, avertie à temps, informerait et prendrait les précautions indispensables pour juguler l'épidémie commençante.

Nul doute que, pour l'application de tels moyens, on n'arrive, non pas à faire disparaître la maladie, mais à restreindre considérablement la mortalité et à conserver chaque année à l'Etat et à leurs enfants des milliers de jeunes mères qui périssent victimes de ce redoutable fléau.

BIBLIOTHÈQUE NATIONALE R.F. IMPRIMÉS

Paris. — A. PARENT, imprimeur de la Faculté de Médecine, rue M.-le-Prince, 29-31

39

www.ingramcontent.com/pod-product-compliance
Ingram Content Group UK Ltd.
Pitfield, Milton Keynes, MK11 3LW, UK
UKHW021216230726
13926UKWH00003B/1058